江田 証

JN003806

腸内細菌の逆襲

お腹のガスが健康寿命を決める

GS
幻冬舎新書
588

まえがき

腸内細菌が暴れ始めた

腸内細菌はこれまで、われわれの「味方」「古い友人（old friends）」と考えられてきました。

しかし、最新の研究結果では、腸内細菌はときに、繁殖する場所を誤ったり、過剰に増殖しすぎたりして、私たちの健康を脅かし、敵となることもわかってきたのです。

腸内細菌は、われわれ現代人の食生活の乱れ、ストレス、都会の環境汚染、ジャンクフードの氾濫《はんらん》、抗生物質の乱用などによっていじめられ、傷つけられてきました。

令和日本の急激な変化を背景に、今、「腸内細菌の逆襲」が起こっているのです。

それが、小腸内細菌増殖症（ＳＩＢＯ《シーボ》）という病気です。最先端の細菌病として、ＳＩＢＯは医学界でも大きな脚光を浴びています。

本文で詳しく述べますが、小腸で起こっている細菌異常増殖によって、１７００万人もの日本人のお腹の不調が起こっていることが想定されています。

つらい腹部の張り、ガス、お腹の鳴り、下痢や便秘、それに伴うだるさ、集中力の低下……。

そればかりではありません。お腹の症状がない人にも、心不全、肝不全、腎不全、脳梗塞、がん、認知症などの全身の病気が引き起こされていたのです。

「腸内細菌の逆襲」によって、実に多くの不幸が起こっています。

私のクリニックには、毎日のように全国から、医者にも原因がわからない、ストレスですね、としか言ってもらえないという患者さんが訪ねてきます。何年も続く下痢・痛み・張りといった、誰にもわかってもらえないお腹のトラブル難民の方たちです。

ぜひ、まず、本書を読んでみてください。あなたの悩みの原因と、最新の治療法が必ず見つかります。本書のアドバイスに沿って、食事や生活を切り替えたり、検査を受けたりすることであなたの人生を大きく好転させることができます。

腸内細菌はそもそも、人間が報復すべきわれわれの「敵」であり「憎むべき侵略者の顔」をしていたのでしょうか？　答えは、ＮＯです。

まさに今、世界を恐怖と混乱に陥れている、新型コロナウイルスにも同じことが言えます。

５月６日までに確認された死者数は、世界全体で26万３８４１人、わが国では５５６人。国別の死者数は米国が７万３４３１人と最多で、次いでイギリスの３万１５０人、イタリアの２万９６８４人、スペインの２万５８５７人となっています。

日本では志村けんさんも、新型コロナウイルスによる肺炎で亡くなりました。

私は志村さんにお会いしたこともあります。もの静かであたたかい、人情味溢《あふ》れる人でした。ウイルスの猛威が医師として憎くてたまりません。

細菌にもウイルスにも、それぞれ「住所」が大切です。たとえ善玉菌といわれる菌でも、棲《す》む場所が適切ではないと、大変な悪さをするのです。

「住所」が価値を左右する不動産と同じで、生物には生きる場所が重要な役割をにないます。森羅万象の摂理なのです。

パンデミックを起こしている新型コロナウイルスも、現段階ではもともとコウモリの体内に棲んでいるウイルスだったと考えられています。ところがなんらかの原因で人間界に引っぱり出され、棲むべき住所が変わったために大変な病原性を発揮しています。コウモリにとっては、うまく共生していた仲間であるのにもかかわらずです。

不適切な世界に引きずり出された新型コロナウイルスは、遺伝子変異を繰り返しながら人間界でおそるべき「逆襲」をしています。

新型コロナと同じく、逆襲を始めた細菌類がいます。しかも激しい攻撃は、われわれ人間のすぐ身近な「お腹の中」で起こっているのです。

ご存じのように、もともと腸内細菌は、人間の免疫力を高めるなど有用な働きをしています。免疫力は腸の中で生まれているのです。

しかし、本来、人間と補完的な関係にある「古き友人」であった腸内細菌は、「病原体」としてぞんざいに扱われがちです。ちょっとした風邪（ウイルス感染症）にも無用で過剰な抗生物質投与により乱され、脂肪の多い西洋食などによりいわば「虐待」を受け、「逆襲」を始めていることがわかってきたのです。

糖尿病が疑われる患者さんに、糖尿病があるかどうか検査するために、75グラムの炭水化物を飲ませて、30分、60分、90分、１２０分と採血して血糖の上昇を調べる検査があります（糖負荷試験）。

糖負荷試験を行うと、糖を飲んですぐ「先生、お腹が張るんです」とおっしゃる患者さんがいます。「細菌の異常増殖」がある人です。

検査で飲んだ炭水化物を、小腸の中で増えている細菌が「エサ」として発酵を起こし、過剰な水素ガスを発生させているのです。そうです。腸の健康というとすぐ大腸を思い浮かべますが、実は小腸を健康に保つことこそ、健康に長生きするために大切だったのです。

糖尿病の人には、細菌異常増殖が見られることが多く、実に4人に1人の糖尿病の患者さんに細菌異常増殖が見られます。なぜでしょうか？

人間の不摂生や食べすぎにより、小腸内に過剰な栄養分が入ってくると、最初は人間の腸は吸収する量を増やして対応します。しかし、さらに人が不摂生を続け、吸収する以上の栄養分が小腸内に入ってくることが続くと、吸収されない糖は小腸内にただようようになります。すると、吸収されなかった糖をエサとする腸内細菌が小腸で増えることになります。

小腸の中で細菌が増殖すれば、人間が糖（グルコース）を吸収する前に、細菌が腸の中で糖を食べて消費するため糖の吸収が抑えられ、血糖の上昇がゆるやかになります。

腸内細菌は、飽食の時代に、血糖値が上がって人間が糖尿病にならないで済むように代償してくれていたのです。つまり、腸内細菌はけなげにも人間の体を守ろうとして増え、血糖上昇から人間を守ってくれていたのです。

最初は一所懸命に増えて、人間を糖の弊害から守ろうとしていました。

しかし、やがて力が尽き果て、細菌が代償する以上に栄養分が過剰となり、病的なまでの形相となったのがＳＩＢＯという病気なのです。

その姿は、あたかも「鬼子母神」のようです。鬼子母神は自分の子どもを強く愛するがゆえに鬼の姿になってしまったのです。愛あるゆえに。

腸内細菌は、敵ではありません。われわれを身を挺《てい》して守ろうとして、頑張りすぎてしまった腸内細菌のなれの果ての姿がＳＩＢＯだったわけです。

腸内細菌は古くからの友人として、われわれを守ってくれている。私たちはあらためて我が身を大切にし、心して健康に留意して真の腸内細菌の姿を取り戻す生き方をするべきではないでしょうか。

腸内細菌を鬼の姿にするのも、古き友人の姿にするのも、私たち人間次第なのです。

ずっと長い間お腹のつらい症状に困窮し、人生や当たり前の幸福を諦めていた患者さん。本書が少しでもつらい症状をやわらげ、人生を好転させるお手伝いができればと、心から願っています。

２０２０年５月

江田　証

腸内細菌の逆襲／目次

第4章　小腸を襲うSIBOという難病　139

第5章 長年苦しんだ人を救う最新治療 171

第6章 最良最強の食事療法「低FODMAP食」 213

図版・DTP 美創
協力 井手晃子

第1章 腸内細菌に操られるヒト

最古の生命体は人間にとって最も重要な腸に棲みついた

腸内細菌の歴史は、地球誕生の頃にまでさかのぼります。と言うのも、細菌というのは地球上で最古の生命体のひとつで、生まれたのはなんと42億年前。当時の地球は、酸素がほとんどなく、細菌は無酸素状態で生存していました。

その後、地球上に酸素が発生するようになると、**酸素を嫌う細菌はどうしたか**というと、酸素がない環境に逃げ込んで生き延びていったのです。

実は、ヒトの大腸の中は酸素がほとんどありません。現在知られている腸内細菌の大部分は、大腸の中で生息しています。

腸という「最高のすみか」を見つけた腸内細菌は、大腸の中でわれわれヒトと長い長い旅に出ることになります。

そもそも腸をはじめとする消化管は体内で最も進化した器官系で、その理由は、消化管が自然界で最も古い器官だという点にあります。なんと脳よりも前に存在しています。

たとえば、虫にはかなり発達した消化管がある一方で、腎臓や脳は存在しません。そして、どんな種類の動物にも必ず消化管があります。

また、地球上の生物全体の歴史で見れば、脳、なかでも会話、言語、推論など高次精神機能をつかさどる前頭葉は、最も新しい器官です。対して、消化管は最も古く、最も発達した、そして**おそらく最も複雑な器官系**と言えます。

しかも、驚くべきことに、腸はそれ自身が独立して機能することが可能な、広範な神経ネットワークを有しています。実際に、脳との神経のつながりがすべて取り除かれても、消化管は独自に機能し続けます。

典型例が「迷走神経離断術」です。「脳と腸の関係を切る」手術で、運動機能と感覚機能をつかさどる迷走神経を切除してしまう手術です。

ひと昔前、難治性の胃《い》潰瘍《かいよう》の患者に対してこの迷走神経離断術という手術が行われていました。胃酸を抑える有効な薬がなかった時代には、脳から胃に胃酸を出す指令を出す迷走神経を切断することでしか、胃潰瘍を治す手立てがない患者さんがいたのです。

切断手術によって迷走神経の活動が停止しても、消化管は単独で機能し続けます。つまり、腸は脳からの指令がなくても「独立して働く」ことができるのです。

腸内細菌はヒトの根幹に関わる腸という非常に重要な器官に、したたかにも生存の拠点をおいたわけです。

腸内細菌にマインドコントロールされている人間

生き残るために腸をすみかとした腸内細菌は、実は人間の心もあやつっていました。腸内細菌と人間のメンタルの関係について説明し、証明しましょう。

これまでの研究で、脳が胃や腸などの消化管に影響を与えることはわかっていました。たとえば、**気分の変化は胃液の分泌に影響**を与えます。ストレスがかかると、消化不良になって食欲がわかなくなることは多くの人が経験していることでしょう。

しかし、最近の研究で、逆に腸内細菌も脳に影響を与えていることがわかってきたのです。ダメージを負ってバランスを崩した腸内細菌は、脳に強いストレスを与え、メンタルのバランスを崩すのです。

つまり、腸と脳の関係は、相互に影響を及ぼし合っている「双方向的な関係」にあるということです。

ある種の自閉症（コミュニケーション能力に支障をきたす精神疾患の一種）には腸内細菌の乱れ（ディスバイオーシスと呼ぶ）が関係しています。そして、プロバイオティクスによって治療できることがわかってきました。プロバイオティクスとは、医療的な効果を期待してとる乳酸菌などの微生物のことです。

ある薬剤をマウスに注射すると、自閉症と同じ症状のマウスを作ることができます。自閉症モデルマウスは、腸内細菌が乱れていることがわかっています。マウスから生まれたマウスも、やはり自閉症の症状があらわれるのですが、子どもマウスに乳酸菌などのプロバイオティクスを投与すると、自閉症の症状が改善することがわかりました。

自閉症は、腸内細菌の異常が関係していると判明したのです。さらに自閉症モデルマウスをよく調べてみると、腸の細胞と細胞の間に隙間があり、**ウイルスや細菌の作り出す毒素の侵入を許してしまう腸**（漏れる腸）であるとわかりました。つまり病原体が箇単に体内に侵入してしまうのです。医学的には腸の粘膜の「透過性の亢進《こうしん》」と呼び、腸のバリア機能が壊れていることを意味します。

腸内細菌によって作られる「４ＥＰＳ」という毒素があります。自閉症マウスの血液中ではこの４ＥＰＳが正常のマウスのなんと80倍に増えていました。毒素４ＥＰＳを正常なマウスに注射すると、コミュニケーション能力の低下が見られます。

マウスだけではなく、**人間の自閉症患者でも血液中の４ＥＰＳが増えている**ということが証明されています。このように自閉症に見られるコミュニケーション能力の障害は、腸内細菌が関係していることが強く示《し》唆《さ》されているのです。

別の実験では、ラットを拘束して動けなくさせると、ラットにストレスがかかり、ストレスホルモンが分泌されます。ところが、ラットに前もって善玉菌であるプロバイオティクスを与えておくと、ストレスホルモンが分泌されにくくなることが判明しました。

つまり、良い働きをする菌をとって腸内環境を整えておくと、ストレスに対する耐性が生まれるということです。近年、「キレる」子どもの問題がしばしばクローズアップされていますが、腸内環境、すなわち腸内細菌を整えると、**キレやすい性格まで緩和される可能性がある**のです。

まさに腸内細菌による「マインドコントロール」と言っても過言ではないでしょう。

さらに、脳の発達にも、腸内細菌が関わっていることが判明してきました。ＢＤＮＦ（脳由来神経栄養因子）という物質があります。脳の海馬などに存在し、神経細胞を活性化し、その増殖を促す物質です。記憶力とも関係が深いとされています。実験的にマウスの腸内細菌をなくしてしまうと、ＢＤＮＦが発現しなくなるのです。

また、脳の海馬の近くに、人間の情動をつかさどる、「扁桃体」という場所があります。腸内細菌がないと、扁桃体でもＢＤＮＦが発現しなくなってしまうのです。

つまり、腸内細菌がなくなると、記憶力が低下してしまったり、無感動や無感情になってしまったりする恐れがあるということです。

小腸は激しく素早く動いている

暴走した腸内細菌によって生まれたストレスや精神的なトラブルは、それ自体がさらに小腸の動きを鈍くしてしまいます。つまり、悪循環が生まれるわけです。ではなぜ、小腸の動きが悪くなるのでしょうか？

ストレスがかかると、消化管の動きがさまたげられます。

ストレスが脳にかかると、脳の視床下部からＣＲＨというストレスホルモンが放出され、ＣＲＨが腸に伝わると腸管の蠕動《ぜんどう》運動（腸が波打つように動いて食べ物を送る動きのこと）が抑えられてしまうからです。

小腸の蠕動運動が悪くなると、小腸粘膜に腸内細菌がとりつき、コロニーを形成し、細菌が増殖しやすくなります。

もともと小腸の動きは非常に激しく素早いものです。このために**小腸には細菌が定着せず、増えすぎない**ようになっています。栄養を吸収するという重要な役割を持った小腸に細菌が増えすぎれば、栄養を細菌に横取りされかねません。それで、小腸は大腸と比べ非常に細菌数が少ないのです。

つまり、小腸内に細菌がたくさん存在しないように人間がコントロールしているのです。激しく素早い小腸の蠕動運動は、いわば人間の防御機構のひとつなのです。

ところが、乱れた腸内細菌の「マインドコントロール」によりダメージを受けた脳は、ＣＲＨを分泌させられ、小腸の動きを鈍くしてしまいます。

すると、蠕動運動が抑制された小腸に腸内細菌がコロニーを作りやすくなり、過剰に増殖してしまうのです。

腸内細菌が人間の中で少しでも自己複製し、自らのＤＮＡを増やし、**自己繁殖しようとする細菌の「利己的」な行動**だとも言えるでしょう。

腸内細菌は、自分の都合のいいように腸の動きを落とすことができるのです。

これは結果的に小腸内細菌増殖症＝ＳＩＢＯ《シーボ》(Small Intestinal Bacterial Overgrowth)を引き起こす原因にもなります。ＳＩＢＯに関しては後ほど詳しく説明いたします。

ヒトの腸内細菌を地図にしてみると

さて、この本を手にされたあなたは、腸内細菌についてもっと知りたいと思われたのではないでしょうか。

日本人の腸内フローラ（腸内細菌叢《そう》）はどうなっているのでしょうか？

世界各国の人の腸内細菌と比べて、どんな特徴があるのでしょうか？

ただ、ひとくちに「腸内細菌」と言っても、ばくぜんとしすぎていて、腸内細菌の細かな名前をバラバラに示しても理解するのが難しいと思います。

腸内細菌を真に理解するには、まず、**頭の中に全体像を作る**ことが大切です。

そこで、あらためて「ヒトの腸内細菌の地図」を広げてみましょう（30ページ）。

腸内細菌は、次の４つの大きなグループでほとんどを占めます。

・バクテロイデテス門

・ファーミキューティス門
・プロテオバクテリア門
・アクチノバクテリア門

「ヒトの腸内細菌の地図」をご覧ください。以上４つの腸内細菌で、ほぼ１００％近くを占めています。

特に多いのが、バクテロイデテス門とファーミキューティス門です。２つで腸内細菌のなんと９割を占めています。

そして、一般的に有名な「大腸菌（プロテオバクテリア門）」や、「ビフィズス菌＝ビフィドバクテリウム（アクチノバクテリア門）」などは、**数から見れば実はかなりマイナーな存在**であることがわかります。

腸内細菌は主に6つの門をもつ)

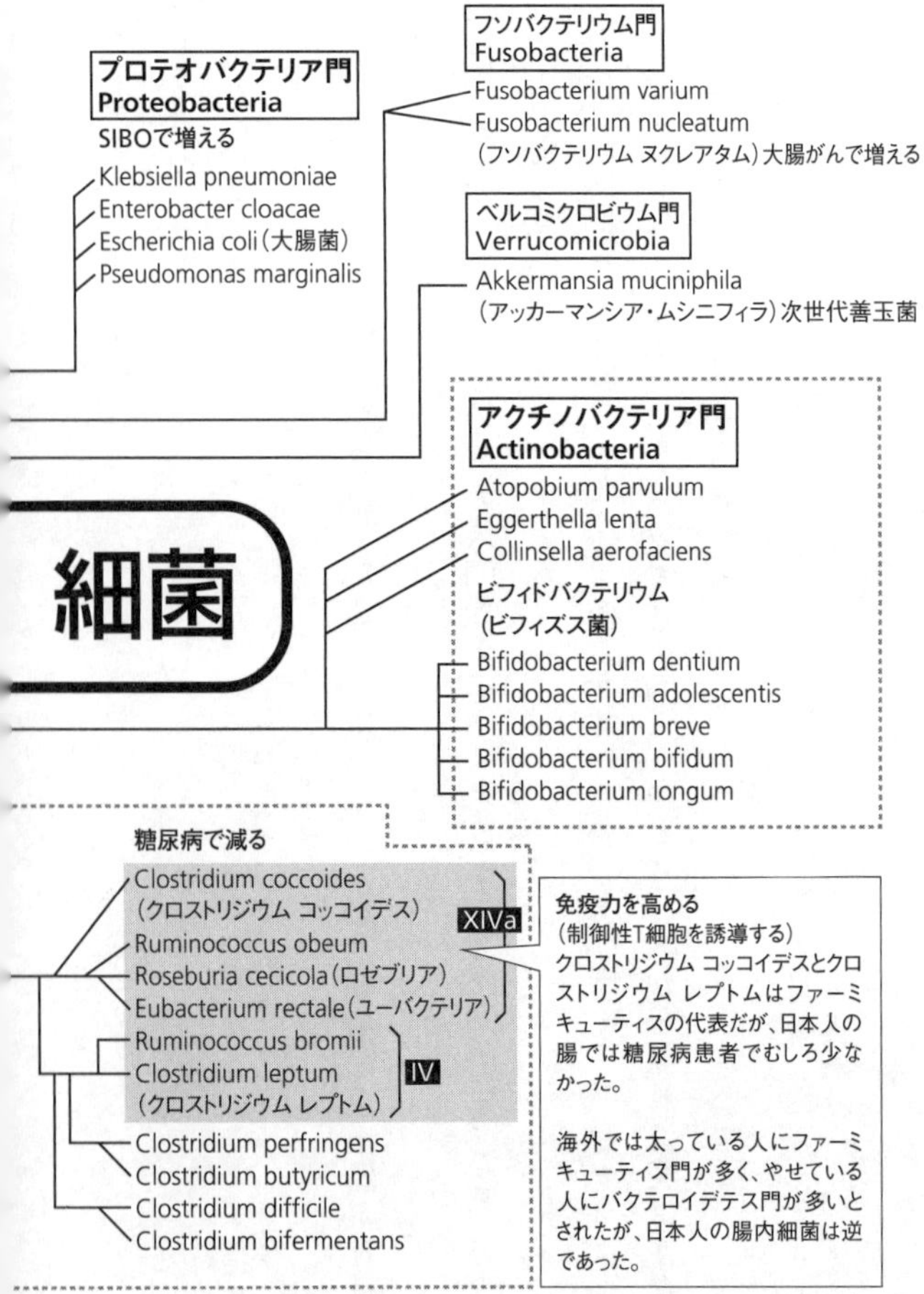

代表的な腸内細菌の門・属・種。海外では肥満にてF/B比が上昇することが報告されているが、〝デブ菌・やせ菌理論〟は日本人には当てはまらない。逆に、糖尿病ではむしろ〝デブ菌〟であるファーミキューティス門の菌が減少していることが報告されている。

ヒトの腸内細菌の地図(日本人の

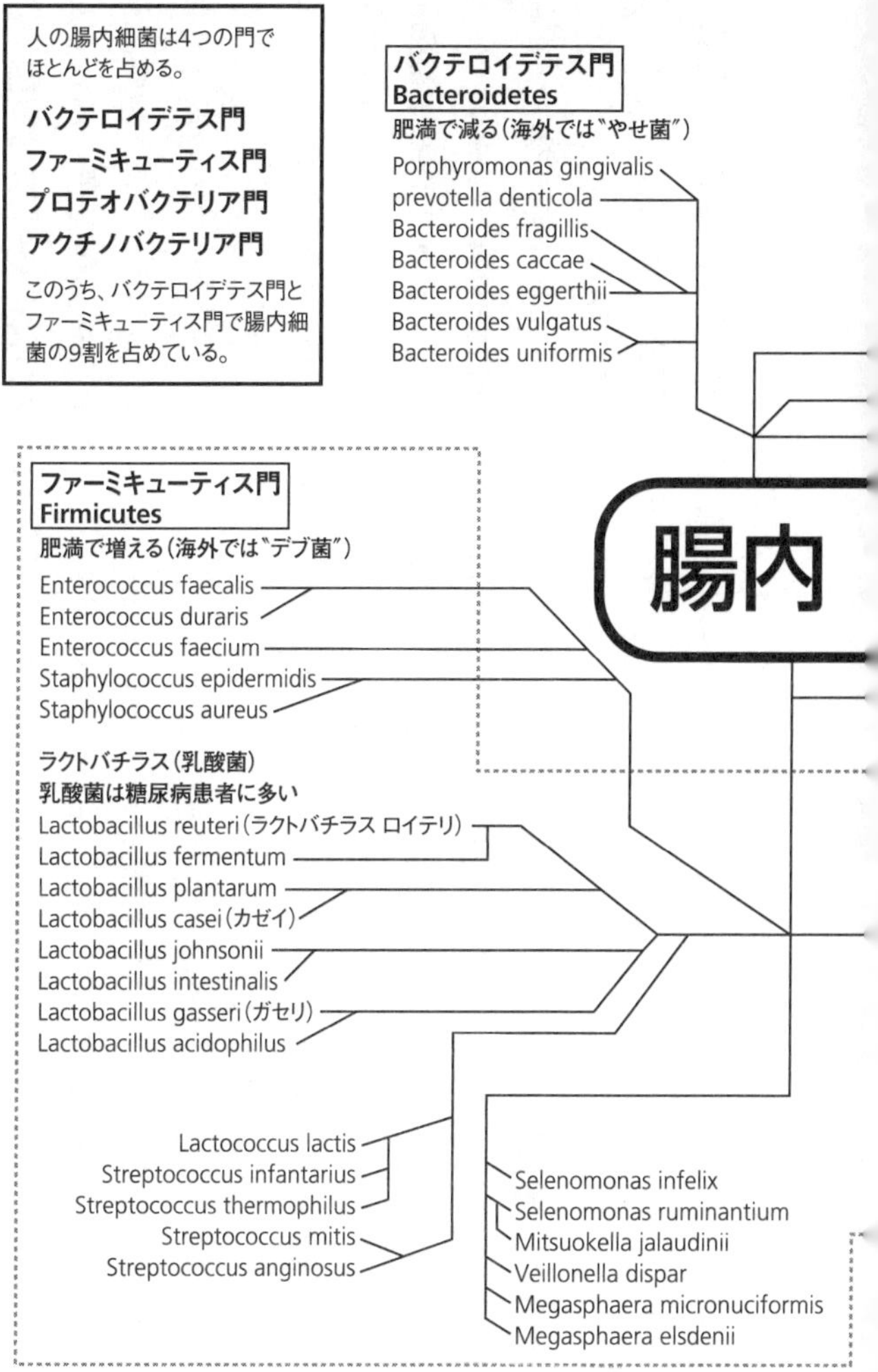

腸内細菌で糖尿病になるかどうか予見できる

ここまで、腸内細菌がわれわれを「マインドコントロール」していることを説明しました。さらに腸内細菌は、われわれ人間のエネルギー代謝を操り、「病気に導く」こともわかってきました。

興味深い研究があります。『Nature』という一流の科学誌に２０１３年に発表された論文です。

糖尿病を発症する前、すなわち血糖値が上がってくる前の段階にある人の便を保存しておき、**5年後に糖尿病になった人とそうでない人の腸内細菌を比べた**というものです。すると、糖尿病になる人には糖尿病を発症する5年前に、すでに「ある細菌」が増えていることがわかりました。

つまり、「食べすぎて糖尿病になったから腸内細菌がそうなった」のではなく、「そういう腸内細菌を持っているから糖尿病になった」「菌が人を糖尿病にした」と言えるのです。ということは、腸内細菌を見ることで、糖尿病になるかどうかが予見できるというわけです。

そして、その腸内細菌は、なんと「乳酸菌」だったのです。ある特定の種の乳酸菌を腸内に持っている人は糖尿病になりやすかったのです。つまり、代謝が悪くなり、血糖が上がりやすくなる腸内細菌が存在するということです。しかもこのことは、日本人でも中国人でもイギリス人でも同様の結果で、民族差はないことがわかっています。

便をとって、腸内細菌を調べる腸内フローラ検査をするクリニックも増えています。しかし、糖尿病患者の腸の中で乳酸菌が増えていることを知らない医師のほうがまだまだ多いのが現状です。

患者から「先生、乳酸菌って善玉菌ですよね？　僕は糖尿病でお腹の調子も最悪ですし、体はボロボロなのに、どうして乳酸菌が多いんですか？」と聞かれても、医師は首をひねってしどろもどろになるだけです。

一般的に体に良いとされている**乳酸菌の仲間が糖尿病患者の腸の中で増えている**ということは興味深いものですが、腸内細菌の知識は「常識はずれ」で意外なことが多いのです。

がんや動脈硬化のリスクも高める腸内細菌

米国のジミー・カーター元大統領は、メラノーマ（悪性黒色腫）というがんを患っていると公表しました。肝臓がんの手術の際に発覚し、その後多発性脳転移となり、余命3ヶ月と診断されていました。

しかし、数ヶ月後にはある治療法によって一部がん細胞が消滅したことが発表され、これ以上治療を受ける必要はないほどになり、がんから生還し、トランプ大統領の就任式にも出席しています。

カーター元大統領が受けたがん治療は、免疫療法でした。免疫療法の中でも彼が治療に使ったのは、免疫チェックポイント阻害薬「オプジーボ（一般名：ニボルマブ）」と呼ばれる新しいがん治療薬です。２０１８年にノーベル医学・生理学賞を受賞した日本人、本庶佑博士の研究の成果です。

ただ、**オプジーボが効くかどうか**は、患者の腸の中の「アッカーマンシア・ムシニフィラ」という腸内細菌が決めていることがわかりました。「ヒトの腸内細菌の地図」（30ページ）の右上に位置する菌です。

この菌が腸内にいない患者では、オプジーボが効かないのです。

カーター元大統領を救ったのはアッカーマンシア・ムシニフィラでした。次世代の善玉菌と言われています。これまでは善玉菌と言えば乳酸菌やビフィズス菌を思い浮かべたと思いますが、最近ではアッカーマンシア・ムシニフィラ菌が脚光を浴びています。腸のバリア機能を高め、**肥満を防ぐ効果**もあります。この菌を増やすのは茶カテキン、ブドウのポリフェノールとクランベリーのポリフェノールであることが発表されています。

また、大腸がんの患者さんの腸の中には、フソバクテリウム・ヌクレアタムという腸内細菌が増えていることがわかりました。

この菌はもともとは口の中に存在する口臭産生菌で歯周病菌のひとつなのですが、口から飲み込まれたり、血液を介して大腸に達して腸内細菌叢に影響を与えます。

大腸がんにとって、胃がんにおけるピロリ菌のような存在と考えられてきています。

それだけではなく、実は食道がんにおいては、フソバクテリウムのＤＮＡが陽性の人の食道がんの予後が悪いことまで報告されています。

一方、フソバクテリウムのＤＮＡが膵臓《すいぞう》がんの組織で認められたことも報告されています。これまで無菌状態と信じられていた膵臓がんの組織の中に、培養が難しいとされている微生物であるフソバクテリウムが検出されたことは非常に興味深いほか、さらにフソバクテリウム陽性の膵臓がんは予後が悪いことまで判明しています。


そのほか、**虫歯などで歯を失っている人は、胃がんのリスクが約2倍**、食道がんのリスクが約１・４６倍であり、虫歯でよく見られる細菌の存在は、膵臓がんや食道がんのリスクを高めることも報告されています。

口腔内細菌は腸内細菌の1万分の1の量しかありませんが、毎日１５００億個の口腔内細菌が飲み込まれており、全身に影響を与えています。

特に「許しがたい細菌」と言われているのが、ポルフィロモナス・ジンジバリス(porphyromonas gingivalis) という歯周病菌で、腸の粘膜を漏れやすくし、腸の炎症を悪化させ免疫力を落とすのです。まさに細菌がわれわれの全身を操っています。

現代人の歯は、歯磨きが必要なほど悪化している

このように、口の中にいる細菌によって、人間の健康は大きく左右されています。

古代人と現代人の口腔内細菌は、だいぶ変わってきています。

ネアンデルタール人の歯垢（歯石）の標本からDNAを採取し、口腔内細菌叢を解析したネイチャー誌の報告があります。古代人と現代人では、細菌の毒素（エンドトキシン）を発生しやすいグラム陰性菌が、ネアンデルタール人は少ないのと対照的に、現代人では急増しているのです。

実際、文明化された現代人の口腔内細菌叢は、悪化しています。現代人の口の中は**歯を磨かないといけない状態までに悪くなっている**のです。

次ページの写真のように、文明化された住民では歯の状態が悪化しています。

この原因は、主に食事の乱れによるものと考えられます。

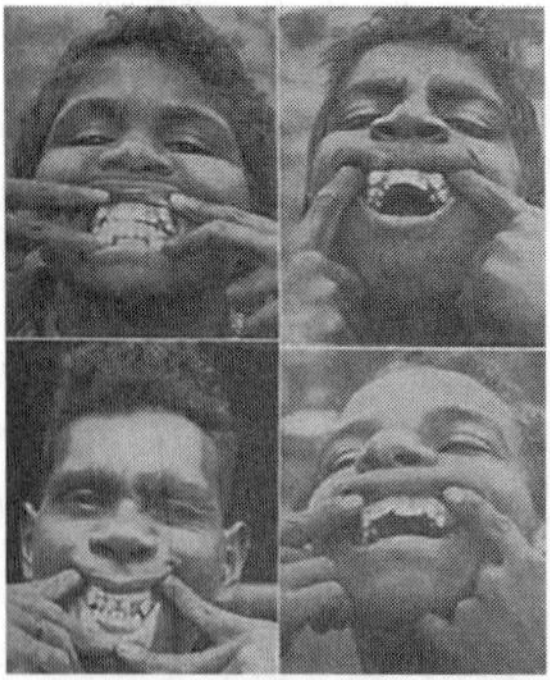

オーストラリア先住民で文明化された集団

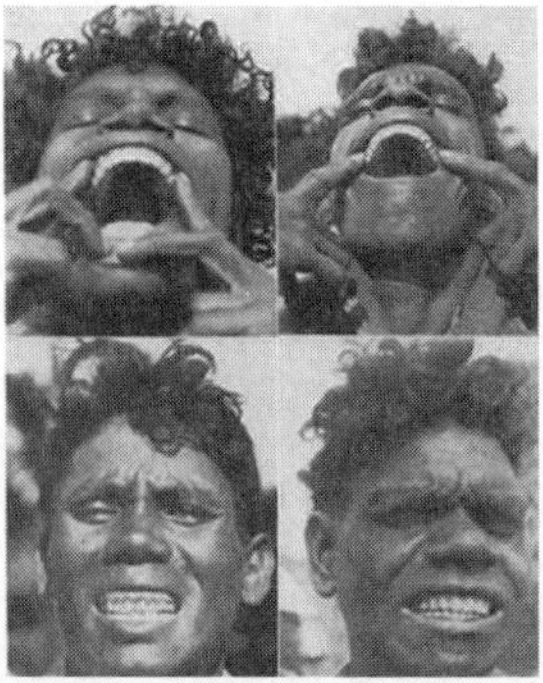

オーストラリア先住民で孤立した集団

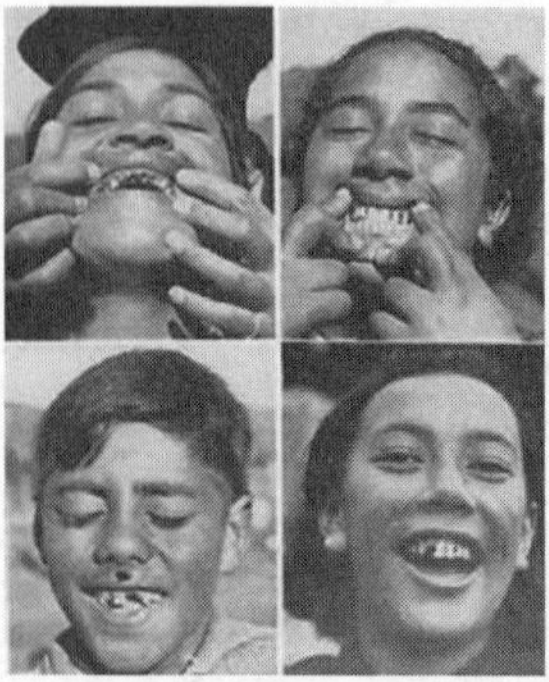

ニュージーランド先住民で文明化された集団

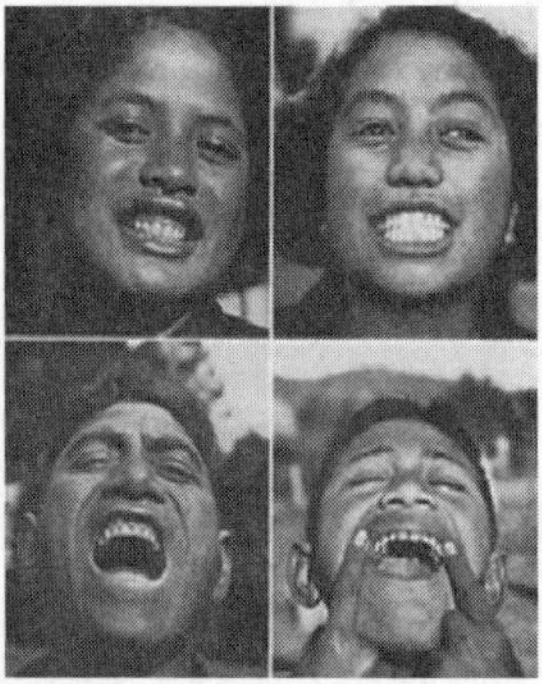

ニュージーランド先住民で孤立した集団

出典：W.A.Price『食生活と身体の退化』片山恒夫／恒志会訳、恒志会、2010年

また、「肉を食べると動脈硬化が進む」という論文が数年前から話題になっています。赤肉（牛肉、豚肉）や卵に含まれるコリンを摂取すると、腸内細菌がコリンからＴＭＡＯ（トリメチルアミン－Ｎ－オキシド）を作り出し、動脈硬化を強力に進行させ、心筋梗塞を引き起こすことがわかってきました。

ただ、さらなる研究によって、同じコリンをとっても、ＴＭＡＯが作られず動脈硬化が起こらない人と、ＴＭＡＯが過剰に産生され、動脈硬化が進行しやすい人がいることがわかってきました。

両者は、腸内細菌の違いによるものだったのです。

つまりは、**抗がん剤の効きやすさも、血管の老化（動脈硬化）も、すべては細菌の思うがまま**、というわけです。

ヒトと腸内細菌は協力し合うように進化してきた

ひと昔前には、細菌といえば「感染症の原因」として扱われてきました。

細菌はコレラ、ペストなどにはじまる疫病、人間の体をむしばむ元凶という存在でした。一方、病原性のない細菌と、病気を持っていない健康な腸を持つ人間との関係はあまりよくわかっていませんでした。

しかし、腸内細菌のありさまを解析する遺伝子技術の急激な進歩により、腸内細菌がわれわれの健康を保つうえで非常に重要な働きをしていることがわかってきました。

まず、**腸内には約１００兆個の腸内細菌**が棲んでいます。

ヒト1人が体内に持つ腸内細菌の重さは、なんと1キログラムから2キログラムにもなります。

われわれの細胞は60兆個なので、数的にも約2倍。人間の細胞の数をはるかに凌駕しています。

遺伝子数で比べてみましょう。

腸内細菌の持つ遺伝子数は１００万個で、われわれの持つ遺伝子数2万３０００個よりもはるかに多いのです。

すなわち腸内細菌はわれわれの大きな分身であり、腸内細菌は「もうひとつの臓器」と言えるわけです。目には見えないから人間にはわからないだけで、数だけを評価するなら、腸内細菌のほうがわれわれの宿主と言えるかもしれません。われわれは細菌の海の中に浮かんでいるようなものです。

腸内細菌は多種類あるほうが良い

人間が食べたものの中に含まれる**栄養素はほぼすべて、小腸で消化・吸収**されます。

人間が食べたものが腸の中に入ってくると、人間の小腸の細胞と、腸の中の腸内細菌は食べ物からどちらが先に栄養分を手に入れるかを競い合い、奪い合いました。

腸内細菌は生き残りをかけて、人間の吸収システムと戦ってきたのです。

人間もまた、細菌に栄養を奪われれば生きていけません。

人間は進化の過程で、腸内細菌よりも先に栄養分を素早く吸収するための分子メカニズムを発展させてきたのです。

そんな共存の長い旅の途中で、次第に腸内細菌とヒトはお互いの利益になるように共存の形を進化させてきました。腸内細菌は自分の都合のいいようにわれわれを操っていましたが、そもそもわれわれ人間が死んでしまったら腸内細菌もいっしょに死んでしまいます。したがって、「利己的」な腸内細菌が自分の「乗り物」である人間を大きくマイナスに導くことは本来少ないはずです。

しかし、前述したとおり、「正常な腸内細菌のバランス」を保っている腸内細菌であれば人間にマイナスの影響を及ぼさないものが、「異常な腸内細菌のバランス」、つまり腸内細菌の乱れた状態（ディスバイオーシス）に陥れば、腸内細菌の暴走が起こり、われわれを病気に導いてしまうのです。

正常な腸内細菌のバランスとは、なるべく**多種類の腸内細菌がバランスを保って存在する**ことです。腸内フローラ（花畑）とは、お花畑に咲く花のように、いろいろな腸内細菌が存在することです。対して、腸内細菌のバランスが崩れているとは、単一の、少ない数の腸内細菌だけが増え、「多様性」が失われた状態になることです。

腸内細菌は、われわれが食べた残りカスを食べて生きています。細菌によって好みの食べ物が違うので、たくさんの種類の腸内細菌を増やし、腸内細菌のバランスを保つためには、同じものばかり食べていないで、なるべく**たくさんの種類の食べ物を食べるこ**とが必要となります。

多品目の食品を摂取すると、その種類の豊富さに合わせて、腸内細菌の種類も増えます。以前、「30品目の食品を食べよう」とさかんに提唱されたことがありましたが、腸内細菌の種類を増やすという意味では、的を射た提案なのです。

肥満を防ぐ短鎖脂肪酸の産生

腸内細菌はわれわれの腸の中でただ生きているだけではなく、腸の中でさまざまな代謝物を作っています。

代謝物は腸の粘膜にある血管から吸収され、人間の全身を循環し、われわれに大きな影響を与えているのです。

その代表が「短鎖脂肪酸《たんさしぼうさん》」です。短鎖脂肪酸の代表が酢酸《さくさん》、プロピオン酸、酪酸《らくさん》です。

われわれが水溶性食物繊維を食べると、これらは小腸では吸収されずに大腸にそのまま届きます。すると腸内細菌は水溶性食物繊維を発酵させ、短鎖脂肪酸が産生されます。短鎖脂肪酸は、大腸の粘膜上皮の栄養源となります。

「そんなに酢《す》（酢酸）が腸に良いなら、酢を飲めばいいだろう」とお思いかもしれませんが、酢を飲んでも、上部消化管で吸収されてしまい腸まで届きません。大腸に酢を届けるには、水溶性食物繊維を食べて腸内細菌に酢（酢酸）を作らせるしかないのです。

それだけではなく、短鎖脂肪酸は血液中に吸収され、わずかですが血液の流れに乗り、全身をかけめぐります。短鎖脂肪酸が交感神経節を刺激すると、**代謝を高め体温を上げやすい体質**となり、やせやすい体質になります。また短鎖脂肪酸が、脂肪細胞を刺激すると、脂肪細胞が脂肪を取り込んで肥大化するのを抑えます。これにより体に脂肪がつきづらくなり、肥満を防ぎます。

短鎖脂肪酸は、小腸の粘膜に存在するK細胞およびL細胞から腸管ホルモンであるインクレチンの分泌を高めます。インクレチンはインスリン分泌を促進するので、血糖値を下げてくれる効果があります。また短鎖脂肪酸は、同じく消化管ホルモンであるPYYを分泌させます。PYYは、食欲中枢に影響を与えて、食欲を落としてくれたり、コレステロールを下げるなどのさまざまな健康増進効果があるのです。

このように、腸内細菌の研究成果の急速な蓄積により、腸内細菌がわれわれの健康にとってかけがえのない存在であること、腸内細菌は感染症として「駆逐」すべきものではなく、腸内細菌とうまく「共存」することが重要であることが急激に普及してきました。

最近、新聞、テレビ、雑誌などのマスコミで「腸活しよう」「腸内フローラを整えよう」などという話題が溢れるようになりました。

「古くからの友人」として、**腸内細菌を守り、腸内細菌を擁護する**ことが叫ばれ、いかに腸内細菌を増やすか、いかにその多様性を保つか、食事や運動などの健康情報が喧伝《けんでん》されるようになりました。ところが、ここに大きな落とし穴があったのです。

「腸活」の意外な落とし穴

短鎖脂肪酸が健康増進効果を持つため、最近は発酵食品や水溶性食物繊維を積極的に摂取しようと言われてきており、「腸活」特集などがいろいろな雑誌で組まれるようになってきました。

ところが、このような「腸活」が逆効果になる人がいることもわかってきました。ふだんからお腹の調子が悪い過敏性腸症候群の患者さんの糞便中に、短鎖脂肪酸量が過剰に増加していて、しかも短鎖脂肪酸量が多いほどその症状が重症であることが報告されたのです（左ページ図）。

過敏性腸症候群の患者さんの腸管内では「ヴァイロネラ」と「ラクトバチラス」という腸内細菌が増加していることがわかっています。これらは酢酸、プロピオン酸といった短鎖脂肪酸や乳酸を産生する腸内細菌です。

過敏性腸症候群の患者においては、水溶性食物繊維や**短鎖脂肪酸の産生を促す糖質の摂取**は、もともと過剰な短鎖脂肪酸の産生をさらに増やし、症状を増悪させていたのです。

過敏性腸症候群（IBS）患者における
便中の短鎖脂肪酸の量による腹痛重症度の比較

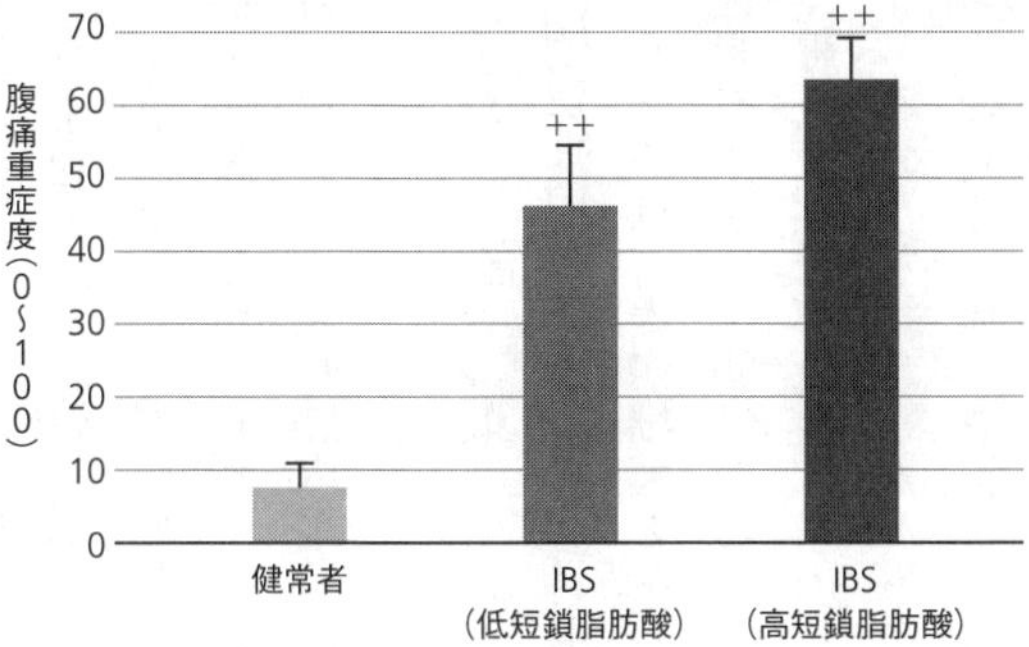

過敏性腸症候群患者を、高短鎖脂肪酸患者と低短鎖脂肪酸患者に分類し、健常者と腹痛の重症度を比較した。便中の短鎖脂肪酸の量が多い過敏性腸症候群患者のほうが、短鎖脂肪酸が低い患者よりも腹痛の程度が有意にひどかった。

（Tana C wt al. 2010より引用）

特に酢酸という短鎖脂肪酸が多い過敏性腸症候群患者ほど、健康感が下がっていることも報告されています。

また短鎖脂肪酸によって増えるインクレチンは過剰になると、消化管運動を鈍らせて過敏性腸症候群の症状を悪化させるほか、下部食道括約筋（LES）をゆるめ、**逆流性食道炎を起こす**側面もあるのです。

「腸活」が逆効果になる人も多く、医師が患者さんにするアドバイスは、十把一絡げではなく、それぞれの患者の状態に最適なオーダーメイドの食事指導が必要なのです。

抗生物質の乱用に毒素発生で逆襲

今、これまでのヒトと腸内細菌の「共生」関係が崩れ始めています。というのも、「病原体」としてぞんざいに扱われ、ちょっとした風邪（ウイルス感染症）にも無用で過剰な抗生物質投与が行われ、脂肪の多い西洋食（ウエスタンダイエット）によりいわば「虐待」を受けてきた腸内細菌が「逆襲」を始めていることがわかってきたのです。

腸内細菌がヒトを乗っ取り、さまざまな障害を引き起こしていることがわかってきました。「腸内細菌の逆襲」は、今、医学界の注目の的になっています。

事実、欧米では、**腸内細菌を乱して死に至る病気**が猛威をふるっています。

「偽膜性腸炎」という病気をご存じでしょうか？

偽膜性腸炎は欧米で急激に増加している病気で、２０１０年にはアメリカでは約50万人が発症、そのうち約３万人が死亡しています。

一般的な診療で、肺炎や腹膜炎など、重篤な感染症にかかってしまった人に対して、どんな細菌にも広く効くような抗生物質を点滴することがあります。

そうすると、病気を引き起こしている細菌は死にますが、同時に腸の中に存在する良い菌やふだん悪さをしていない日和見菌まで死んでしまうことが起こります。

強い抗生物質の点滴によって、腸を整えてくれる良い腸内細菌が死んでしまい、ある種類の細菌だけが生き残ります。

特定の細菌のみが繁殖すると、ひどい**血便、下痢、腹痛などで患者さんは苦しみ、重症化すると死亡する**ことになります。

細菌から毒素を産生するためで、「トキシンA、B」という毒素です。人間の抗生物質の乱用に対し、腸内細菌が牙をむいています。腸内細菌の逆襲が起こっているのです。

糞便移植で、乱れた腸内細菌から解放

偽膜性腸炎が起こっている人の腸を、私は何度となく観察してきたので、ひと目で病状を診断することができます。

腸の中に、汚い黄色や緑色の半球状の膜がボコボコと張っていて、かなり荒れた腸に

なっています。膜状物質は、**腸の粘膜が死んだことでできた壊死物質**です。

これまでの治療は偽膜性腸炎に対して、毒素を出している原因菌を殺す抗生剤をさらに投与するしか手がありませんでした。

抗生物質によって生まれた病気に対して、さらに抗生物質を使う。

イタチごっこというか、後手後手の印象があります。

たしかに、有効な治療法が、新たな問題も生むことになります。

こんどは、菌を殺す抗生物質であるバンコマイシンという抗生物質が効かない遺伝子変異を起こした「耐性菌」が増えてきたのです。バンコマイシン耐性の菌が発生すると、院内感染を起こすため、病院や病棟が閉鎖状態になってしまいます。

ちなみに、以上のやっかいな問題に明るい光をもたらしているのが、健康な他人の便（腸内細菌）を1回もしくは2回移植して、抗生物質で荒れ果てた人の腸内環境を正常化しようという治療法です。「糞便移植（ＦＭＴ）」は米国では再発性の偽膜性腸炎に保険で認可されている治療法で、約90％の治療成功率を誇ります。糞便移植の治療によりたくさんの人の命が救われるようになったのです。

糞便移植とはいわばわれわれの「想定宿主」とも言える**腸内細菌を丸ごと総取っ替えする**ことを意味します。

乱れた腸内細菌、すなわち「横暴な暴君、専制政治を行う独裁者」を腸の中からすっかり追い出し、われわれの「領主」を替えてしまう治療と言えます。

しかも流血を伴うクーデターのような激しい副作用もないとなれば、いわば「無血解放」と言ってもいいでしょう。

糞便移植はさまざまな疾患において、未来の大きな治療戦略となるでしょう。

疲れやすくなっている日本人

腸内細菌の逆襲は、なにも欧米の偽膜性腸炎患者にだけ起きていることではありません。

日本でも起きているのです。決して「対岸の火事」ではありません。

日本の腸内細菌の逆襲は、偽膜性腸炎のように血便や発熱などの激烈な症状がありません。しかも病院を受診して大腸内視鏡検査をしても、腸の粘膜に傷は見られず、医師からは「異常がない」と言われてしまうのです。

もっと深刻なことに、謎めいた新たな病気は検査で目立った異常が出ないために、「精神的な問題」として片づけられ、「精神科や心療内科に行け」と言われるだけで、真摯な対応がとられないことが多いのです。結果、患者の不安やストレスをさらに悪化させてしまう悪循環となります。

今、日本において周囲を見渡すと、さまざまな原因不明の調子の悪い人が目立つのに気づきませんか？　病院にかかっても「異常なし」と言われるのに**体がだるくて重く、疲れやすくて頭のぼーっとした日本人**が増えています。体中、下腹部が痛くても「異常がない」と言われてしまう人が増えているのです。

はっきりと説明のつかない、医師からは「不定愁訴」と言われてしまうような症状が、実は「腸内細菌の逆襲」だったのです。

お腹の調子が悪い人は、小腸の中で細菌が増えすぎていることがわかってきました。

小腸（空腸）液を培養すると、健常人では細菌は1ミリリットル当たり10^2〜10^3個検出されます。

しかし、過敏性腸症候群や機能性ディスペプシア（胃カメラをしても異常がないのに胃の調子が悪い病気）では10^3〜10^7個、小腸内細菌増殖症（ＳＩＢＯ）という状態になると、10^5個まで増えているのです。

小腸で腸内細菌が異常に増えるＳＩＢＯという病気

小腸で腸内細菌が異常に増殖している人が増えています。

「小腸内細菌増殖症」通称ＳＩＢＯという病気です。

お腹の張り、ガス、腹痛、下痢、便秘といった症状があるのに、**内視鏡やＣＴ検査、腹部超音波（エコー）などの検査**を受けてもまったく目に見える異常がない。

原因は精神的なストレスと説明されますが、なかなか薬を飲んでも良くならない。

ストレスが根本の原因ならストレスの少ない休暇中には症状が楽になるはずなのに、そうはならない。ストレスを感じない仕事のない日にも苦しむ。こういう患者さんは

「過敏性腸症候群」と診断されます。根本原因も不明で、有効な治療法もまだわかっていないとも言われます。

日本人で過敏性腸症候群に悩む患者さんは1700万人を超え、日本人の中高生においては、なんと実に、**18・6％の若者が「原因不明」のお腹の不調に苦しんでいる**のです。

ほっておくと不登校や、ひきこもりにつながり、受験や就職などの障害にもつながるのはまぎれもない事実で、私自身は全国から来院されるたくさんの困窮した患者さんを診察して、毎日彼らの苦しみに耳を傾けています。

ただ、最近になって、何百万人もの日本人をこの瞬間にも苦しめている過敏性腸症候群には、小腸に棲んでいる腸内細菌の暴走が関係していることがわかってきました。

もともと小腸には、腸内細菌が非常に少ないのが正常です。対照的に、大腸の中には小腸の数十倍の腸内細菌が棲んでいます。このバランスが崩れ、小腸の中で腸内細菌が大増殖しているのです。

つまり過敏性腸症候群には、「腸内細菌の逆襲」、すなわちＳＩＢＯが合併していることがわかってきたのです。

正常な**小腸の腸内細菌の数は、１万個程度**です。それが、ＳＩＢＯでは、なんと１万を優に超える10万個以上と爆発的に増えているのです。つまり、小腸の細菌が約10倍に増える病気がＳＩＢＯなのです。

最近の報告で衝撃的な論文があります。「過敏性腸症候群と考えられてきた患者さんのなんと84％は、よく調べてみると、ＳＩＢＯだった」というものです。ＳＩＢＯの症状は、過敏性腸症候群の症状とかなり似ています。実際、50の論文のメタアナリシスで、過敏性腸症候群患者のＳＩＢＯの発症リスクは４・７倍であることがわかっています。

下痢や腹痛、お腹の張り、ガス、違和感などは過敏性腸症候群に出てくる症状ですが、ＳＩＢＯの患者にもよく見られるのです。

ほかにも、過敏性腸症候群と診断されていた２０２人の患者さんにＳＩＢＯの検査を行ったところ、１５７人（約78％）の患者はＳＩＢＯだった、という報告もあります。

過敏性腸症候群が疾患として取り上げられるようになったのは、１９５０年代のことでした。しかし、ＳＩＢＯが疾患として医学界で問題として強く認識されるようになったのは、ここ数年のことです。したがって、医師にＳＩＢＯという病気についての認識がなくても驚くにはあたりません。

ＳＩＢＯと過敏性腸症候群の症状は非常に似ており、双方の関連性については、実は30年前から議論されていました。

ひとつは、「過敏性腸症候群における腸内細菌の変化がＳＩＢＯをもたらす」という考え方。もうひとつは、「ＳＩＢＯが過敏性腸症候群を引き起こす」という考え方です。すなわち、**片方が片方の先行疾患である**という可能性です。

特に健康な人で見てみると、高齢になればなるほどＳＩＢＯになるリスクは高まり、健康な高齢者の約35％がＳＩＢＯにかかっているというデータもあります。

つまり、今まで「原因不明」と言われていたお腹のガス、腹部膨満感、下痢や便秘、腹痛といったつらい症状は、小腸の中で爆発的に増えてしまった腸内細菌によってもたらされていることがわかってきたのです。

日本人の腸内フローラと日本食

われわれ日本人の腸内細菌の詳細な研究では、「日本人の腸内フローラは、世界のどの国とも明らかに一線を画すものである」ということでした。

世界一を誇る日本人の長寿を支えてきたのは、素晴らしい腸内細菌の絶妙なバランスだったのです。「日本型食生活」が形成してきたのは明らかです。

しかし、今日本人の腸の中で、ある変化が起きています。

日本人の変化には敗戦の痛手があったことが大きいと思います。

戦後の**アメリカによる食糧戦略**により、日本人の食事は大きく姿を変えました。日本人の腸内環境は大きく変動することになります。問題は「高脂肪のウエスタンダイエット」と「小麦（後述するＦＯＤＭＡＰ《フオドマップ》のひとつ）」です。日本人は明治になるまで牛や豚などの肉を食べませんでした。高脂肪の西洋食を食べると、血液中に腸内細菌による毒素（エンドトキシン）が増えます。高脂肪食が漏れやすい腸の引き金となるからです。

かくして日本人の腸内環境は傷つけられ、乱れた腸内細菌は思うがままに、彼らが生きるのに有利なように、傍若無人にふるまっています。

このような状況を、われわれ医師は黙って見ているわけにはいきません。利己的に、腸内細菌が自ら増殖して増えるのを許してはいけません。腸内細菌からわれわれは良い意味で独立し、人間の健康を取り戻さなくてはなりません。

私は、毎日全国から訪れる腸の不調に悩む患者さんの不安や苦しみに耳を傾けている消化器内科医です。毎日１００人以上、多いときには２００人を超える患者さんを診察し、毎日**消化管の内視鏡検査を行い、お腹の不調を治す**ことに生き甲斐を感じています。

特に昨今多いのが、過敏性腸症候群と診断された患者さんたちです。消化器内科を受診する患者さんの中で最も多い症状と言ってもいいでしょう。

彼らを診療する中でわかってきたことがあります。

日本人の腸内細菌のありさまが明らかに変貌してきたことです。

現在まで、過敏性腸症候群とは「頭の中の病気」と考えられてきました。

つまり、単なる**精神的な病気やストレスから来る病気**と考えられてきたのです。

しかし、それは正しくはありません。

過敏性腸症候群がストレスによって悪くなることはままありますが、根本の原因はストレスではありません。

なぜなら、患者さんの次のような疑問の声に集約されています。

「いろいろな先生が私の症状はストレスのせいだと言いますが、ならば、なぜ、ストレスがかかっていないときにもお腹の調子が悪くなるのでしょうか？」

実は深刻な訴えの陰で、日本人の腸内環境の悪化が進行していることが、次第に次第にわかってきたのです。

目には見えない「ガス」を見ることで患者を救う

きっかけは「ガス」でした。

腸内細菌が発生させるガスに、着目することが大事だったのです。

お腹の不調な人の腸に棲んでいる腸内細菌は、人間が食べた食物を発酵させ、**正常の人のなんと約5倍のガスを産生させている**ことがわかってきました。お腹のガスを調べることで、ＳＩＢＯの原因や治療法も解明されてきたのです。そして結果的に精神のせいにされてきた過敏性腸症候群の患者さんたちも、救われることになったのです。

医学関係者も含め「腸内細菌の逆襲」をよく学び、対処することで、お腹の不調で苦しむ日本人に明るい未来が訪れることを確信しています。日本の未来は、古来の日本人が持っていた素晴らしい腸内環境を取り戻すことから始まるのです。

腸内細菌を改善する薬・食事・手術

糞便移植が腸内フローラを変えることを説明しましたが、さらに糞便移植以外に腸内細菌叢《そう》を変える薬について紹介しておきましょう。

①メトホルミン（商品名：メトグルコ）

メトホルミンは素晴らしい薬です。もともとは糖尿病の薬ですが、血糖値を下げる以外に優れた「副次効果」を持っています。

まず、メトホルミンにはがんを予防する効果（抗腫瘍効果）があります。糖尿病患者はがんにかかる率が高いのですが、メトホルミンを飲んでいる糖尿病患者にはがんが少ないことがわかっています。

大腸がんの予防効果があり、大腸ポリープを切除した後、メトホルミンを1日２５０ミリグラム程度のわずかな量でも飲んでいると、大腸ポリープを減らす効果が確認されています。

次に、メトホルミンには抗老化作用が期待されており、米国では「究極のアンチエイジングドラッグ」と言われ、ＦＤＡ（アメリカ食品医薬品局）の認可のもと、70〜80歳の男女３０００人を対象とした大規模な老化予防試験が数十億円かけて開始されています。

加えて、メトホルミンには、腸内フローラを劇的に改善し、**腸のバリア機能を高め、腸を漏れにくくする**効果があるのです。

メトホルミンには、カーター元大統領の例で説明した次世代善玉菌「アッカーマンシア・ムシニフィラ」という腸内細菌を増やす効果が確認されています。この菌を持っていると、抗がん剤や放射線療法が劇的に効きやすくなります。

アッカーマンシア・ムシニフィラは、腸の粘膜を守る働きをする粘液層（ムチン層）を増やして粘液層を厚くし、腸のバリア機能を高めて免疫力を高めてくれます。もともとムチン（粘液）を分解する菌ですが、われわれの体にムチンを作れ、という刺激を与えてくれます。つまり、ムチンを「食べながら増やす」働きをしている腸内細菌です。そして、糖尿病の人はこの菌が不足しています。

肥満や糖尿病の人、お腹の調子が悪い人では、腸を敵から守っている粘液層が薄くなってしまっています。細菌や細菌の毒素（ＬＰＳ）が腸から漏れて、血液中に循環するようになってしまうのです。

アッカーマンシア・ムシニフィラは、腸の漏れやすさ（透過性亢進）を防ぎ、改善してくれます。実際にこの菌を飲ませると、**細菌の毒素であるＬＰＳが血液中に漏れづらくなる**のです。

LPSが漏れづらくなることで全身の毒素血症（エンドトキシン血症）が減り、これによる全身の慢性炎症が抑えられ、糖尿病や肥満、動脈硬化が抑えられます。アッカーマンシア・ムシニフィラは、人口の5％が持っていると言われています。

これこそが、次世代のプロバイオティクスと言えるかもしれません。

またメトホルミンは、バクテロイデテス門の腸内細菌を増やし、ファーミキューティス門の腸内細菌を減らします。体重を落とす効果があり、肥満外来でも使われています。

②防風通聖散《ぼうふうつうしょうさん》

漢方の便秘薬ですが、**脂肪を落とす効果**があります。善玉菌・アッカーマンシア・ムシニフィラを増やす効果があり、脂肪を落とし、体重を下げます。

③コレスチミド（商品名：コレバイン）

飲むと吸収されず、腸の中をただ滑っていく「スポンジ」のような薬です。腸の中に存在する胆汁酸を吸着して、胆汁酸中のコレステロールをそのまま体外に便として排泄させて、コレステロールを下げてくれる薬です。

日本では高コレステロール血症に適応がある薬ですが、アメリカでは糖尿病にも認められており、飲むと中性脂肪だけでなく血糖も下がります。腸の細胞に作用してGLP－1という**血糖値を下げるホルモンを増やす**からです。服用すると、腸内フローラが変わります。

コレバインも、アッカーマンシア・ムシニフィラを増やします。

また、バクテロイデテス門の細菌を増やし、ファーミキューティス門の細菌を減らします。体重を落とす効果があります。

④断食（間欠的絶食）

断食によっても、腸内フローラは変わります。

「間欠的絶食」といって、好きなだけ食事をとっていい「食事自由摂取状態」の日と、水以外一切口にしない絶食を24時間ごとに交互に繰り返す断食（間欠的絶食）によって、アッカーマンシア・ムシニフィラが増えます。

⑤肥満外科手術（Bariatric surgery）

高度肥満患者（ＢＭＩ35以上）の減量のために、腸の走行のしかたを変更する手術です。

これもアッカーマンシア・ムシニフィラを増やします。またバクテロイデテス門の細菌を増やし、ファーミキューティス門の細菌を減らします。

⑥パンクレリパーゼ（商品名：リパクレオン）

膵臓から出る**消化酵素の補充薬で、慢性膵炎などに使用**されます。

アッカーマンシア・ムシニフィラを増やす効果がわかっています。

このように、腸内フローラを変える方法は糞便移植だけではありません。

第2章
腸のガスから万病が始まる

お腹の調子がいつも悪い人は10人にひとり

過敏性腸症候群とは、腹痛や腹部不快感、お腹の張り、排便習慣の変化といったお腹の不快な症状に苦しめられる、一般的によく見られる疾患です。ほぼ10人にひとりが過敏性腸症候群の症状に苦しみ、不調が理由で長期あるいはひんぱんに職場を休む人も多いのです。

私は過敏性腸症候群の治療経験を積むにつれ、患者さんたちがどれほど苦しんでいるか、ますます思い知るようになりました。

過敏性腸症候群に苦しむ人の中には**日常生活を送れる程度に症状を我慢できる人**もいるかもしれませんが、多くの人にとってはお腹の痛みと腸の調子の気まぐれが、友人との会食や仕事、電車やバスなど乗り物での通勤や旅行、さらには日々の生活の妨げになるほどまでになっています。

ひどい過敏性腸症候群の患者さんは、「いっそ死んでしまいたい」とまで思っています。そして重要なことは、ほとんどの医師は患者さんのそんな想いに気づいていないことです。

「ガスが多く、座っているのもつらい。仕事に集中できない。友人と食事をしていても、恋人とデートに行く予定があっても、急にトイレに行きたくなったらどうしよう、ガスが漏れたらどうしようという不安感にさいなまれている」

「もう**何十年も続く腹痛と下痢**に悩まされている。過敏性腸症候群と言われて治療をしているがまったく良くならず、外出するのもおっくうになってしまう」

　家族も苦しんでいます。本人がつらいだけではなく、家族も含めてみなが悩んで心配しています。

「息子のお腹の調子がなかなか良くならないんだ。でも、どうしてやることもできない。医者に連れて行っても、なんでもない、気の持ちようだと言われるだけなんだよ」とやるせない気持ちをこぼします。

過敏性腸症候群の患者さんはさまざまなお腹の悩みを抱えて病院を訪れますが、がんやポリープといった、生命に危険があったり、目に見える異常があったりしないと、「死ぬ病気じゃないですから」「気のせいでは」などと、軽視されてしまう現実があります。ある患者さんは「そんなに下痢するならオムツをしておきなさい」と言われたことが強いショックだったそうです。

生命の危険はなくとも、死ぬほどつらい

さらに、過敏性腸症候群の患者さんが悩んでいるのは、下痢や便秘などの症状だけではないのです。その症状はとても幅が広いことがわかっています。

腹痛、腹部不快感、膨満感、排便習慣の変化、胸焼け、嘔吐、過度の満腹感などです。ほかの症状で重要なものには、**過剰なガスや満足できない排便（残便感がある）**、お腹が鳴る（この音は腹鳴《ふくめい》と呼ばれる）、そして直腸内の痛みなどがあります。

また、医師にもよく認識されていないことですが、だるさ（倦怠感）もよく見られ、その程度は通常、腸の症状の重さに左右されるのです。それどころか、全身の筋肉痛

（線維《せんい》筋痛《きんつう》）を訴える人もあれば、「膀胱刺激症状」（頻尿や尿意逼迫）が起きる人もいるのです。

さらに認識しなくてはならないことは、たとえ生命の危険がない腹痛やガス、便秘、下痢であっても、患者本人にとっては切迫したつらい問題であるということです。医師はがんなどの目に見える病気（器質的疾患）を必死に早期発見しようとしてきました。それによってめざましい成果をあげてきたことは間違いありません。

しかし、ともすると目に見えない病気（機能性疾患）を軽視してきたことは否めません。医師と患者さんの間の意識のズレがますます患者さんを苦しめているのです。

これまで過敏性腸症候群は、主にストレスや幼少期のトラウマなどに原因があると考えられてきた病気で、感受性が強くストレスを受けやすい**10～30代の若い世代に多く、入学・入社・異動の時期に、特に悪くなりやすい**のが特徴です。

なかでも都市に住む人に悩んでいる人が多く、世界的な都市化の波によるストレスや

ＰＭ２・５などの環境汚染物質が腸の炎症を悪化させることとも関連しており、非常に増えています。ＰＭ２・５というと、吸い込んで気管や肺に悪さをするというイメージがあると思いますが、実はたくさん口から入り腸にまで取り込まれており、マウスにＰＭ２・５を飲ませると潰瘍性大腸炎様の腸炎を起こします。

今では過敏性腸症候群は地球規模の健康問題に発展しています。アジア全体では全人口の約９・６％を占め、日本人では実に約13・１％がこの病気に悩んでいます。したがって、あなたがいつこの病気になるかもわからないのです。

疲れがとれない、原因不明のだるさ、エネルギー不足も腸が原因

過敏性腸症候群の患者さんのかなりの割合が日常的な疲労も経験しており、ときに**慢性疲労症候群と診断される**ことがあります。慢性疲労症候群は、正確に診断するのが非常に難しい病気です。

なぜなら、疲労は、多くの疾患に見られる「よくある症状」のひとつだからです。疲労感は、甲状腺機能の低下やがん、貧血、副腎機能の低下、心臓や肺の病気などでも見

られるため、混同されやすいのです。

つまり、可能性のあるほかのすべての病気がもれなくきちんと除外されているかを確認するのは大変なことだからです。

過敏性腸症候群の患者さんで、強い疲労を覚える人が、医師から「はっきりした原因はわかりません」「疲労感は腸とは関係がありません」と言われることも珍しくはありません。また、時間的に経過を見ていくうちに、**隠れている病気がはっきり見つかるこ**ともあります。

疲労の原因として、初期の診療で診断されるほどはっきりしなかった甲状腺機能低下症や、ビタミンB_{12}不足による貧血が3～5年経過した後に検査で見つかることもあるのです。

以上のように疲労の症例は、関係性の認識と診断が難しいのですが、「過敏性腸症候群と慢性疲労症候群との間には関係があるのではないか」と考えられ、その関連性を報告する論文も出ています。

なぜ、頭がモヤモヤしたり集中力不足になったりするのか?

過敏性腸症候群の患者さんが悩んでいる、医師から理解されない症状は疲労感だけではありません。記憶の障害と認知機能の障害もあります。

お腹の不調が原因でぼーっとしたり、集中力がなくなったりするのです。

一部の患者さんは、早くお腹の調子を回復させて、「仕事に集中できるようになりたい」と言います。

これらは、一種の「ブレイン・フォグ（頭の中に霧がかかったような感じ）」と言い表すと一番しっくりきます。私が担当する患者さんの多くが、**お腹の調子が悪いとき、いつもと頭の明晰さが違う**と言い、日によって症状は大きく変動すると言います。

過敏性腸症候群の症状がそれほどひどくない日には良好な精神状態なのに、日によっては、精神的に自分自身を引きずり回しているような気分に陥るときもあると言います。精神集中を欠き、無力感に陥ってしまい、そんな自分を責めるようにもなります。

多くの過敏性腸症候群の患者さんが、午後の中頃から午後遅くにかけて精神的な明晰さが最も目立って散漫になると感じています。ひどいときには仮眠が必要と感じるほど。最も強い疲労感を覚えるのが、一日のうちのこの時間帯です。

場合によっては、軽度の言語障害に陥ったり、意思表示が困難になったりするという患者さんまでいます。

自分の症状を内科医に伝えても、医師側も訴えるような症状が過敏性腸症候群で出ることをあまり知らないので「気のせい」「精神的な問題」と片づけられてしまうのです。

脳が腸内細菌にハッキングされている！

考えられる原因のひとつが「低血糖症」です。

過敏性腸症候群の患者さんのほとんど全員が、**炭水化物を食べた後に軽度の低血糖症に見舞われる**ことがわかってきたのです。

　このような患者さんを、小腸の中で腸内細菌が過剰増殖していないか調べる「呼気検査」という検査で調べると、小腸内で水素濃度の上昇が見られます。水素は口から飲み込んだものではなく、ほぼ１００％、腸内細菌が作り出すものであることから、小腸内に腸内細菌が増えすぎてしまっていることがわかります。

　つまり、ＳＩＢＯにかかっていたのです。また、その低血糖症の症状のひどさは、ＳＩＢＯの重症度に比例することがわかってきました。まさに「腸内細菌の逆襲」が低血糖症状を引き起こしているのです。

　ＳＩＢＯが小腸内で起こると、異常に増殖した細菌は、ＬＰＳ（リポポリサッカライド）と呼ばれる毒素（エンドトキシン）を産生し、腸の中から血液中に吸収されてしまいます。これを内毒素血症（エンドトキシン血症）と呼びます。

　過敏性腸症候群の患者さんにおけるこの**集中力の低下や精神的な明晰さの欠如**がなぜ起きるのか、ＳＩＢＯで起こる内毒素血症との関連についてはさらなる研究が必要です。

　ただ、私の診療している患者さんにおいて、ＳＩＢＯの治療後にこれらの症状が改善されるのを日常的に目にしていることは事実です。

ＳＩＢＯの治療を受けた後に精神機能が改善されたとの報告がほかにもたくさんありますが、裏づける医学的な知見も存在します。代表的な例が、肝臓の病気を患い、結果的に「脳症」を発症する患者さんです。脳症とは、精神錯乱をはじめとする、脳機能障害が出る症状を指します。

たとえば、肝硬変の患者では、腸内で作られ、血液中に吸収され、肝臓に運び込まれた細菌毒素を肝臓が解毒できなくなっていることが脳症の原因です。健康な人では、そのような毒素は、肝臓で解毒されて取り除かれます。肝臓とは**毒素を消去するフィルターのようなもの**です。しかし、肝硬変によって肝不全に陥り始めると、肝臓は、解毒の役割を十分に果たすことができなくなります。

すると、細菌により産生された毒素は血流の流れに乗って、心臓、腎臓、肝臓をはじめとする身体のさまざまな場所に影響を及ぼし、脳機能にも影響を及ぼして精神錯乱を引き起こします。「肝性脳症《かんせいのうしょう》」と呼びます。そしてＳＩＢＯの合併症として肝性脳症が出る人がいるのです。腸の中で増えすぎた腸内細菌が、尿素やタンパク質を分解してアンモニアという毒素を産生するのです。

軽症では睡眠と覚醒のリズムが逆転したり、抑うつ状態になったりし、ひどくなれば異常行動やせん妄状態となり、しまいには昏睡状態になります。

最近はこのように派手な肝性脳症ばかりではなく、ただ交通事故が多い、注意力が散漫などの、医師でもなかなか気づかない「マイクロ肝性脳症」も存在することが問題になっています。

炭水化物が頭を悪くする

肝性脳症に対する治療法のひとつとして、抗生物質による治療が数回行われます。

この治療法は、１９６０年代より用いられてきました。精神錯乱や疲労を伴う肝疾患患者に**ネオマイシンなどの抗生物質を投与する**と、一般に、精神的な明晰さが回復し、見当識障害が改善されます。通常は、疲労感も回復に向かい始めます。

抗生物質治療を受けた肝疾患患者の間で見られる、これらの意識レベルの改善は、科学的に立証されており、それに基づくと、多くの過敏性腸症候群の患者さんが経験するブレイン・フォグの原因が小腸内の過度な細菌異常増殖にあり、これが**肝臓の解毒能力を超えている状態**だからだとする推測は妥当と言えます。

実際、臨床の現場で、患者さんたちの声に基づきわかっていることは、細菌異常増殖を適切に治療すると、ブレイン・フォグという自覚症状は、解消されるという点です。

非常に多くの過敏性腸症候群の患者さんが経験するぼーっとする、頭がはっきりしなくなる症状の原因は、増えすぎた腸内細菌が発生させた内毒素（ＬＰＳ）なのです。これは、過敏性腸症候群の患者さんが知っておくべきことです。

なぜなら、医師にブレイン・フォグの自覚症状を訴えても、医師に無視され、真剣に取り合ってもらえないことが、あまりにも多いからです。

実際、腸内細菌が作り出すＬＰＳは、脳だけではなく、肝臓にも大きなダメージをもたらしていることがわかってきています。肝臓に最も近い臓器は小腸なのです。日本の研究で、ＳＩＢＯが起こると、小腸で過剰に細菌が増えるために腸の粘膜のバリア機能が細菌にかなわなくなって障害され、腸の細胞と細胞の間がゆるくなってリーキーガット（leaky＝漏れる、gut＝腸）となるため、ＬＰＳが漏れ出して血液の流れに乗って肝臓へ達し、ＮＡＳＨ（ナッシュ＝非アルコール性脂肪肝炎）を引き起こし、**肝硬変や肝臓がんを引き起こす**ことが報告されているのです。

このＮＡＳＨは、アルコールを飲まないし、太ってもいないのに（ＢＭＩが25以下でも）肝硬変になる病気で、今、日本人に増えている病気です。米国では、肝臓移植の待機者の第２位がＮＡＳＨの患者です。

さらに、最近は心筋梗塞や狭心症を持っている人には血液中のＬＰＳが高いことまで判明しています。

またこれらの低血糖症状は、通常、炭水化物を制限すると改善します。炭水化物は、小腸の中で増えすぎた腸内細菌のエサになるものです。

特にある種の炭水化物を食べると、腸内細菌はそれを発酵させて増え、勢力を増すことになります。炭水化物を食べるとブレイン・フォグがひどくなるという事実は、間接的に、**ブレイン・フォグが腸内細菌と関係している**ことを推察させます。

また、現在ブレイン・フォグはＳＩＢＯで引き起こされる「Ｄ－乳酸アシドーシス」と関連があることまでわかってきました（１９９ページ）。

今後これらの症状に悩まされている過敏性腸症候群の患者さんや医療者が原因についての理解を深め、解消法が理解されれば、患者さんの不安もやわらぐのではないでしょうか。

なぜ、お腹の調子が悪い人は体のあちこちが痛むのか？

線維筋痛症という病気をご存じでしょうか？

これは、体中の痛みをはじめとするさまざまな症状を特徴とする病気です。しかし、レントゲン検査などで目立った異常が見つからないために、医師からはよく理解されない、つらい病気です。

主な特徴は、筋肉を包み込む「筋膜」という膜に拘縮と肥大が起こることで広範囲に筋肉痛が起こることです。

線維筋痛症の根本の原因がまだわかっていないので、診断と治療が難しい病気です。医学界の中ですら、線維筋痛症に関する見解にバラつきがある現状では、残念ながら患者さんの置かれている状況は厳しいと言えます。医師の間でも意見が一致しておらず、それが患者さんをさらにつらい状態に置いています。

患者が筋肉痛を訴えても、診断がつくかどうかは、医師の専門性に大きく左右されてしまいます。つまり、血液検査などで全身性エリテマトーデス（SLE）や**関節リウマチなどの膠原《こうげん》病疾患を疑わせる所見**が見つからなければ、内科医は、「どこも悪いところがない」「異常なし」という診断を下してしまう可能性があるのです。

このように、線維筋痛症患者も、症状が「精神的なものにすぎない」という診断を下されてしまう過敏性腸症候群の患者さんと非常に似た状況に苦しめられているというわけです。

過敏性腸症候群と線維筋痛症いずれの場合も、患者さん自身は、自分が経験している**症状は確かなもので決して精神的なものではない**と身をもってわかっていますが、医学的にそれが認められず、やり場のない気持ちにさせられ、いったいどうしたら救われるのか途方に暮れてしまうのです。

一方、同じ患者でも線維筋痛症の発見に情熱を持っているリウマチ膠原病専門医に診てもらうことができれば、線維筋痛症診断基準に従って症状の検査が行われます。この基準の中には、身体の筋肉領域内に存在する18個のいわゆる「圧痛点」が含まれています。医師が指で押したときの「圧痛」または「痛み」が感じられた圧痛点が18ヶ所のうち11ヶ所以上あり、その圧痛が少なくとも３ヶ月続く場合は、線維筋痛症と診断が下されます。

原因は特定されておらず、その原因が免疫系の過活動にあると考える医師もいれば、線維筋痛症は、そもそも存在しないと主張する医師もいて、見解が両極端に分かれているのです。

過敏性腸症候群がその診断と治療の難しさから、消化器専門医の意識の中で「厄介な問題」ととらえられがちであるように、線維筋痛症も多くのリウマチ膠原病専門医にとって同じように「厄介な問題」ととらえられてしまいがちなのです。

現時点では、線維筋痛症に対する標準治療法は存在しません。

しかし、ひとつ言えることは、私のところを訪れるＳＩＢＯの患者さんには線維筋痛症と診断された患者さんが多いという事実です。

過敏性腸症候群の患者さん全員に、線維筋痛症の症状が見られるわけではありません。

しかし、**線維筋痛症患者のほぼ全員が過敏性腸症候群を患っている**という現実があります。

腸内細菌の増殖が解毒能力を奪う

線維筋痛症の患者さんに過敏性腸症候群の症状が見られるということから、その関連性が強く疑われます。

では、ＳＩＢＯは線維筋痛症の要因のひとつなのでしょうか？　研究では、線維筋痛症患者に対してSIBOの診断検査である呼気検査が行われました。

もし小腸の中で腸内細菌が過剰に増殖していれば、細菌はガスを発生させるため、ガスが増えているかどうかで、細菌が増えすぎているかどうかがわかり、SIBOが起きているかどうかがわかるのです。

科学誌で発表された研究では、SIBOの発症頻度は、過敏性腸症候群の患者さんよりも線維筋痛症の患者さんのほうがずっと高いことがわかりました。

さらに、呼気検査で線維筋痛症患者に見られたガスの上昇は、水素が上昇することが特徴でした。

SIBOで上昇するガスは、**水素が上昇するタイプとメタンが上昇するタイプ**の2つに分けられますが、線維筋痛症患者では水素が上昇するのが特徴だったのです。

またその水素濃度は、線維筋痛症を伴わない過敏性腸症候群の患者さんよりも著しく高いという結果でした。

つまり、SIBOと線維筋痛症との間に関連性があることが証明されたのです。

それでは、細菌異常増殖、特に水素ガスが増えるタイプの細菌の異常増殖がどのようなメカニズムで線維筋痛症の痛みを引き起こすか検証してみましょう。

水素濃度の上昇は、小腸内の細菌が増えて、エンドトキシン（細菌毒素）の生成量が増えたことを意味します。

エンドトキシンは、小腸を通して血流内に入り込んでいきます。前述したように、多くの研究から、血流内のエンドトキシンは肝臓に入りさまざまな影響を及ぼすことがわかっています。

エンドトキシンは肝臓で解毒されます。しかし、あまりに細菌が発生させる毒素が多いと、エンドトキシンの濃度が肝臓の解毒能力を超えてしまうこともあります。結果、**血流を通じて全身に毒物が広がる状態**、すなわち「毒血症（エンドトキシン血症）」に陥る可能性があります。

そして、毒血症の程度がある特定の閾値《いきち》に達すると、痛みを引き起こすこともわかっているのです。

特に「エンドトキシンは、痛みを引き起こす」ことがよく知られています。

たとえば、ラットを使った研究において、ラットの皮膚にエンドトキシンを注入すると、針を刺して注入した体の場所で痛みが発生するだけでなく、ラットは**全身で痛みを感じるようになる**ことが証明されています。

もしエンドトキシンが線維筋痛症の症状の原因であるとするなら、エンドトキシンが少なくなれば、線維筋痛症は楽になるはずです。はたしてどうでしょうか？

つまり、線維筋痛症患者において細菌異常増殖が緩和されると、痛みの症状も緩和されるのでしょうか？

ある研究において、体の痛みの強さと呼気検査における水素濃度との間に相関関係があることが判明しました。

１９９９年、米国リウマチ学会で発表された無作為化二重盲検試験における報告です。研究者らは線維筋痛症患者に抗生物質であるネオマイシンを服用させ、結果としてＳＩＢＯが改善し呼気検査が正常となった線維筋痛症患者を分析したところ、線維筋痛症の症状が緩和されたこと、そして、証拠として、患者の圧痛点の数が著しく改善されたことが示されたのです。医師は**線維筋痛症のケースでは、ＳＩＢＯの合併を疑ってみるべきだと考えます。**

生理痛や子宮内膜症、婦人科疾患にも関係？

腹痛は、過敏性腸症候群の症状のひとつですが、同時に、腹腔や骨盤腔内に起こる婦人科疾患にも見られるありふれた症状でもあることに注意しなくてはなりません。

女性が婦人科を受診する理由の多くは「骨盤痛」です。

慢性骨盤痛は、「少なくとも3ヶ月から6ヶ月以上続き、妊娠に関連なく、骨盤領域に認められ、生活に支障をきたし、治療を必要とする疼痛《とうつう》」と定義されています。

さまざまな器質的疾患、機能的疾患、精神的な要因がいくつもからみ合っている場合が多く、その診断、治療は難しいのが現状です。

慢性骨盤痛に対する診断・治療について、日本ではガイドラインが存在せず、諸外国のガイドラインを参考にするしかありません。慢性骨盤痛の原因には、子宮内膜症などの目に見える病気が存在する器質的疾患の場合と、過敏性腸症候群のような検査で**目に見える異常が見つからない機能的な慢性骨盤痛**があります。

過敏性腸症候群を患う女性の割合は、最大6人に1人であり、婦人科医は婦人科疾患だけでなく同時に過敏性腸症候群も患っている女性を多く診療しています。

過敏性腸症候群と合併する病気の代表が、骨盤痛などの婦人科疾患です。たとえば、骨盤痛症候群を患う女性は、健康的な便通を取り戻した後に症状が緩和することが多いことがわかっています。

女性が婦人科医の診療を受けるきっかけとなる痛みは、はたして婦人科疾患のためなのでしょうか？　それとも実際には過敏性腸症候群の症状なのでしょうか？

これは、非常に重要な臨床的問題です。

本当は過敏性腸症候群による腹痛で悩んでいる女性患者が「婦人科疾患によって腹痛が出ているのではないか？」と誤解し、不必要な治療をすることにならないように、患者と婦人科医の両方が真剣に検討する必要があります。

なぜなら、患者が誤診されると、**不要で誤った手術につながってしまう**からです。米国では子宮の摘出術の10～12％が慢性骨盤痛の治療を目的として行われており、腹腔鏡の15～35％が慢性骨盤痛の診断のために行われています。

女性は下腹部痛症状がある場合に、婦人科を受診することが多いのですが、慢性骨盤痛の原因は、必ずしも婦人科系疾患によるものとは限らないのです。

もちろん骨盤痛の原因が子宮内膜症や腹腔内の癒着や骨盤内の鬱血《うつけつ》などの婦人科疾患のこともありますが、過敏性腸症候群のような消化器疾患や間質性膀胱炎などの泌尿器科疾患が原因のこともあるのです。

本当は過敏性腸症候群の患者さんなのに、婦人科系の症状で悩んでいるのだと医師に誤診されて婦人科に紹介されることは珍しくはありません。婦人科的な痛みの原因としては、たとえば、子宮内膜症、卵巣嚢腫《のうしゆ》、骨盤内炎症性疾患、ほかの各種婦人科疾患があります。結果として、手術などの侵襲的な婦人科治療が施されることがあります。

しかし、真の原因が過敏性腸症候群であったならば、その治療では患者の症状は取り去ることができず、無駄で無効な治療となります。

婦人科系症状と過敏性腸症候群の症状とは非常に似た部分があることは、腹痛を持つ女性とその主治医がしっかり理解しておく必要があるのです。

違いを見きわめるカギは、これまでの腸の症状を医師によく伝えることです。骨盤痛が、下痢や便秘などの腸の症状に関連している場合は、骨盤痛の原因が実は腸にあり、過敏性腸症候群が存在するのではないかと疑うきっかけとなります。

特に**痛みが排便によって楽になる**場合は、過敏性腸症候群の可能性のほうがより高くなります。もちろん、過敏性腸症候群と子宮内膜症はともに、ごく一般的な疾患なので、両方の疾患を持った患者が存在する可能性も高いので要注意です。

女性のほうが腹痛が多いのはなぜか

過敏性腸症候群に影響を及ぼしたり、過敏性腸症候群の影響を受けたりする可能性のある婦人科系の問題としては、経口避妊薬と生理周期の２つがあります。

経口避妊薬を使用した場合に、過敏性腸症候群の症状に変化が起きることがあります。経口避妊薬は、女性ホルモン濃度に影響を及ぼす作用があり、プロゲステロン濃度が消化管の運動機能に影響を及ぼしている可能性が考えられるからです。

次に生理周期との関連です。腸の痛みにふだんから悩んでいる過敏性腸症候群の女性患者さんの中に、**生理前に腹痛がさらにひどくなる**という方はたくさんいます。女性の腹痛は月経周期によって変動するからです。

女性ホルモンの中でもエストロゲンというホルモンが、さまざまな痛みに対して保護的に働いているためです。エストロゲンは、女性が腹痛などの痛みを感じにくくする働きを持っているのです。

ですから、エストロゲンが最も下がる時期、すなわち黄体期の後半から生理の前半は、腸の痛みを感じやすくなってしまうことが多いのです。

また、もともと男性よりも女性のほうが、胃腸の痛みに敏感なこともわかっています。

すなわち女性のほうが、過敏性腸症候群になりやすいのです。また女性は消化管の運動の圧力が弱く、消化管通過時間が長いために、便秘が多いのです。胃腸の痛みは、脳の中でも前部帯状回《ぜんぶたいじょうかい》と島皮《とうひ》質《しつ》という場所で感じますが、この活動性が男性よりも女性のほうが高いため、女性には腹痛が多いのです。

加えて、日本人の腸内フローラ研究でわかったのは、**日本人の腸内細菌の特徴には、非常に男女差がある**ことでした。腸内細菌の差が腹痛の性差に影響しています。このように腹痛には明らかに性差の問題があります。

ただ、便秘型過敏性腸症候群を患う女性の一部は、生理中や月経前期にむしろ症状が改善されると訴え、月経周期に過敏性腸症候群の症状が関連するのは間違いないのですが、個人差が大きく生理周期と痛みとの関連にはばらつきがあります。

これは、クローン病に似ています。クローン病という腸を中心とした消化管の病気を患う全女性の約３分の１が妊娠中に症状の悪化を経験し、別の約３分の１が症状の改善を経験し、残りの約３分の１には症状の変化は見られないという報告があります。

現時点では、なぜ生理中や生理が近づくと、過敏性腸症候群の症状が改善されたり、逆に悪化したりするのかは、いまだ十分に理解されておらず今後の研究課題です。

ただひとつ言えることは、生理周期に伴うホルモンの変動によって過敏性腸症候群の症状が改善されることがあっても、**細菌異常増殖がある限り完全になくなることはない**ということです。

間質性膀胱炎は、実は腸の症状だった！

線維筋痛症と同じように、「膀胱の痛み」といわれる「間質性膀胱炎」も原因がわかっておらず、これも、「厄介な問題」と医師にとらえられがちな疾患で、泌尿器科医を悩ますことが多い疾患です。


間質性膀胱炎は、膀胱の炎症や膀胱過敏が原因と考えられています。間質性膀胱炎の症状としては、痛みを伴う排尿や排尿困難や頻尿があります。

膀胱鏡検査を行うと、膀胱の内膜の内部でわずかな免疫反応の亢進が見つかることがあります。

間質性膀胱炎とも診断される過敏性腸症候群の患者さんは多く、これら2つの疾患の間にはオーバーラップする部分がかなりあると考えられます。

また、ＳＩＢＯと間質性膀胱炎との間の関係性を疑わせる興味深い研究があります。研究者たちによって、**小腸の蠕動が尿意と連動することが示された**のです。小腸の蠕動を24時間観察したある研究において、80〜90％の患者で、排尿のタイミングの前に腸の蠕動運動が起きることが観察されました。

結果は、小腸の蠕動を活性化する生理学的メカニズムが膀胱機能をも同時に活性化させることを示唆しています。蠕動メカニズムの機能障害は、膀胱機能障害と何らかの関係がありそうです。

将来の研究において、相関関係が証明されれば、間質性膀胱炎の原因も過敏性腸症候群で見られるＳＩＢＯである可能性が高まります。

過敏性腸症候群と間質性膀胱炎との間のオーバーラップが、新しい治療法のヒントになるかもしれません。

今まで述べてきたとおり、一見腸とは関係がないように思える全身の症状の原因が腸にあり、体調不良の背景には腸内細菌の暴走（ＳＩＢＯ）があるのです。

第3章
医者もわかってくれない お腹のトラブル

腸の病気は「精神的なもの」「気のせい」ではない

私が日々、過敏性腸症候群の患者さんを多く診療していると、わかってくることがあります。

明らかに過敏性腸症候群は、これまで考えられてきたような単なる精神的な病気ではないということ。

そして、さまざまなお腹の不調を訴える人の中には、小腸の中で異常に細菌が増殖し、異常にたくさんのガスを発生させ、**ガスが原因でおならや腹部膨満、腹痛、下痢や便秘に悩まされる人**が見られるということです。そうです。前述したように、お腹の調子が悪い人（過敏性腸症候群、機能性ディスペプシア、逆流性食道炎など）の小腸では、確実に細菌が増えていることがわかってきたのです。

つまりお腹の不調は、人間の腸の中で共生し、仲良く暮らしてきたはずの腸内細菌が暴走し、過剰に増殖したために起こってくることが明らかになってきたのです。

では、これだけ困っている患者がいるのにもかかわらず、なぜ過敏性腸症候群に対する研究はなかなか進展しなかったのでしょうか？

まず、研究者がほんの一握りの数しかいませんでした。がん研究などの華々しい「メジャー」な分野に比べて、マイナーな存在だったのです。

研究費の資金不足もあります。過敏性腸症候群はがんのような致命的な病気ではないため、研究費が優先されにくいのです。したがって、医師たちは本来なら患者の治療にあてるはずの時間を、資金集めに割かなければなりませんでした。

これらにより、ほとんどの医師は過敏性腸症候群についての理解が不十分なままにとどまっています。

医療の分野では、病気がはっきり理解されていないときにしばしば、その**病気を患者の精神状態と結びつけようとする傾向**が見られます。

この最も有名な例が「タイプA性格」です。

以前は心臓病などの心血管系の疾患の強い関連因子として、医師たちに受け入れられていました。

心臓病について「まじめで几帳面な人（タイプA性格を持った人）が心臓病になりやすい」という言説があったのです。

特に、１９７０年代には、「タイプA」の性格を持つことによる心臓病のリスクについての考察が数多く聞かれました。

しかし、現在の医師たちは心臓病をまったく異なる形で理解しており、「タイプA」と心臓病との関連性、つまり「性格が心臓病を作る」という考え方はもはや医学界の本筋から外れています。

そのような性格の人たちのライフスタイルに生じる**ストレスが狭心症や心筋梗塞などの心臓病に影響する可能性はあるものの、割合としてはわずか**なのです。

今では食生活、運動、コレステロール、血圧、ホモシステイン値、さらには慢性感染症や腸内細菌の種類といったほかの要因のほうが、はるかに心臓の健康状態に重要であると判明しています。したがって、心臓病患者の治療に際してストレスを取り除くことだけを強調するならば、その医師は大きな誤ちを犯していることになります。

胃潰瘍、胃がんは感染症です

もうひとつの例をあげると、胃潰瘍という病気です。

ピロリ菌が胃潰瘍の一番の元凶だと発見されるつい最近まで、胃潰瘍の主な原因はストレスと考えられていたのです。

そうではないと主張する医師は、医学界から受け入れられず、嘲笑され、さらには追放される危険すらあったのです。

20年前にオーストラリアの病理医J・ロビン・ウォーレンと消化器専門医バリー・マーシャルが、消化性潰瘍の90％以上は後にピロリ菌として知られることになる消化管内に棲む細菌によって引き起こされるという証拠を初めて示したとき、まさに恐れていたことが起きました。

後に、2人の発見は正しいと認められノーベル医学・生理学賞を受賞しただけでなく、現在では**抗菌薬が慢性の消化性潰瘍の最も確実な根治療法**として受け入れられています。ストレスについては付随的な割合を占めるにすぎないことがわかっています。

ピロリ菌に感染している患者にストレスがかかると、容易に胃潰瘍ができます。

しかし、ピロリ菌に感染していない人にストレスがかかっても、胃の表面が少し赤くなる程度の胃炎は生じますが胃の粘膜がえぐれるような胃潰瘍はほぼできません。

ストレスと食生活が潰瘍を刺激することはありえますが、その原因にはなりません。潰瘍はピロリ菌という細菌が原因で、たとえ何年間にもわたって潰瘍に苦しんできた人でも、ほぼ抗生物質の１週間の服用で治癒《ちゆ》させることができます。しかも**ピロリ菌を除菌してしまえば、胃潰瘍の再発は90％以上なくなってしまう**のです。

胃潰瘍の原因は現在、「ピロリ菌または薬」とわかっています。

「薬」とは、アスピリンや痛み止めの薬（非ステロイド性抗炎症薬〔NSAIDs〕）を指します。

かつてはストレスや遺伝が原因と考えられてきた胃がんについても、その99％以上はピロリ菌によって起こることがわかってきました。胃がん患者全体で、ピロリ菌が関係していない胃がんは１％以下。なんと０・６６％であることがわかっています。まさに「胃がんは感染症」なのです。

専門医が一番おくれているという悲劇

胃がんの原因がピロリ菌であることが判明してからも、日本でピロリ菌感染胃炎に対する除菌療法が保険適応になるまでは、かなりの時間がかかりました。

私はピロリ菌の除菌療法が保険適応になる10年以上前から、大学病院などで自費で患者さんに除菌療法をしてきました。それは、保険がきくかどうかは二の次で、胃がん予防のために患者さんにとって本当に必要であればやるべきだと信念を持っていたからです。ほとんどの患者さんは、まだ保険は通らないものの、胃がん予防のために必要であることをよく説明すれば理解して治療をお受けになりました。

その後、ピロリ菌を除菌すれば胃がんの発症率が3分の1に減ることまでわかってきました。日本では国民総除菌の時代を迎え、ピロリ菌感染者は**保険でピロリ菌の除菌療法が受けられる**ようになり、国を挙げて胃がん撲滅計画に取り組むことになりました。

10年前の当時、保険が通らないからといって除菌しなかったために胃がんになっていた患者さんも、相当数いると思います。

ただ、逆に「ピロリ菌なんていても構わないんだよ、みんないるんだから」と言っている医師もたくさんいました。保険適応になってからもまだまだいました。

私の患者さんがある病院の外科にかかったところ、担当医から「ピロリ菌なんて胃がんとは関係ないんだよ！　日本人はピロリ菌にみんな感染してるんだから！」と激しく怒った口調で1時間、外来で説教されたそうです。

実際には、世界中の胃がんの60％が日本、中国、韓国の3つの国で発生しており、**胃がんは東アジアの風土病**と言われています。その原因がこの3ヶ国で毒性の高いピロリ菌感染率が非常に高いからなのです。

私は別に医師を非難しているわけではなく、新しい医学的知見が一般に浸透するまでには時間がかかるという一例としてあげました。

実際、ＳＩＢＯの患者が病院で医師に相談すると、「ＳＩＢＯなんて病気はない。聞いたことがない」と言い放つ先生もいると聞きます。

しかし、世の中の学会や医学書などで「こうだ」と確立されたときには、もう遅いのです。

世の中で蔓延《まんえん》している病気の性質が変わり始めているという「うねり」を最初に感じ取るのは、**毎日患者さんと向き合っているわれわれ臨床医**です。敏感に病気の存在を感じ取り、研究に結びつけていかなくてはなりません。

そう、「ＳＩＢＯという病気は確実に存在するのだ」と。

病気の概念が確立されるまでただ待っているのでは、現在に生きている困窮した患者さんを救うことはできません。

ただ、こんなこともありました。

九州から来院し、当院で診断したＳＩＢＯの患者さんが私の治療ですっかり軽快したため、今後の経過観察を依頼するために九州にある国立大学の医学部に紹介しました。患者さんが大学病院の外来を受診したところ、担当の医師が私の本を机の上に置いていてすでに読まれており、

「本でよく勉強させていただきました。結果大学病院でＳＩＢＯの患者さんを６人見つ

けることができました。これからもしっかり経過を見ていきましょう」と優しく語りかけてくださり、患者さんはとても安心し、喜ばれていました。

彼のように、患者さんから学ぼうという姿勢を持ち、常に**新しい医学を学びとろうという熱心な医師**がいることに、お腹の不調に悩む患者さんも未来に希望を持つことができると思います。

これまで述べた心臓病と胃潰瘍の2つの例が示すとおり、過敏性腸症候群の根本の原因が特定できずにいたために、過敏性腸症候群の患者さんたちは心理学的な検査の犠牲になり、その結果としてしばしば偏見や誤った烙印《らくいん》を押されることになりました。つまり、「過敏性腸症候群の原因はストレスだ」という烙印です。

なんでもストレスと診断する医師

私のもとを訪れる前に**多くの患者さんたちが経験してきた次のようなシナリオ**が、現在の状況を如実に示しています。

何年もの間、腹痛やガスの症状に耐え忍んできた後、患者さんはようやく病院を受診することにしました。さまざまな検査を受けましたが、何も悪いところが見つからなかったので、医師は患者さんにこう言います。

「あなたの腸はストレスでより具合が悪くなりますか？」

「強いストレスを感じると、症状が悪化します」

それを聞くと、医師は訳知り顔でうなずき、次のように言います。

「ストレスと関係しているので、あなたの症状は過敏性腸症候群によるものですね。あなたが**感じている不安を改善する薬**を出しておきましょう」

「でも、先生」患者さんは言います。「ストレスを感じていないときにも症状があるのです。土日の休みとか、家でリラックスしているようなときでも」

ストレスが症状の原因なのではなく、症状を悪化させているだけだと患者さんにはわかっているのに、医師は治療法を選択するときにストレスだけに目を向けがちです。

患者さんは処方された薬（抗不安薬または抗鬱《うつ》薬）を服用し始めますが、症状は和《やわ》らがない。さらにストレスがたまって状況が悪化するという悪循環が生まれます。

念のため、ストレスに関して重要なことを記述しておくと、たしかに性的虐待や身体的虐待、幼少期の母子離別などの強い精神的なストレスは「トラウマ的な経験」と呼ばれ、腸の機能不全との間に関連性が存在するのは事実です。

少なくとも、多くの患者さんがずっと心にしまい込んでいた深刻な問題を医師が特定するうえで、過敏性腸症候群と精神疾患の間の関連性を調査する研究は役に立ちました。ほとんどの場合、こうした**重大なトラウマは適切な精神科的な治療が必要**で、決して過小評価されるべきではありません。

しかし同時に、こうした研究の多くは、消化器病学と精神医学の両方を研究する精神科を主体とした研究施設で実施されたことから、過去の重大な精神的トラウマを抱えた人たちが研究対象として選ばれ、データが検討されてきたこともまた事実です。

すべての過敏性腸症候群の患者さんが、著しい不安や鬱状態に苦しんでいるわけではないのです。

抗鬱薬が役に立つと思われる病状（重度の不安や鬱状態）は過敏性腸症候群の症状を悪化させることがあったとしても、過敏性腸症候群の根本原因ではありません。実際のところ、調査によると過敏性腸症候群の患者さんの間での不安や鬱の発生率は、普通の人々と比べて高いわけではありません。

それにもかかわらず、抗鬱薬の研究ではいくらか期待の持てる結果が出ました。過敏性腸症候群は精神疾患の一種だと示すことに多くの時間が費やされ、このことが抗鬱薬による治療の根拠になっているのですが、特定の抗鬱薬には過敏性腸症候群治療のために助けになるような側面も見られたのです。

つまり、アミトリプチリン（三環系抗鬱薬）は不安や鬱を解消する助けになるだけでなく、腸に由来する痛みの軽減にも役立つ性質を持っていることが判明しました。それだけでなく、**アミトリプチリンの副作用は便秘**なので、下痢型過敏性腸症候群の症状を緩和しえます。薬の副作用が症状を改善させたように見せるのです。こうした付加的な利点も、抗鬱薬が効くかもしれないとの議論に拍車をかけることになりました。

「信じてくれてありがとうございます」

診療をしていて本当に気の毒だと思うことは、患者さんが医師に信じてもらえないことです。

今までどんなお腹の不調を訴えても、「気のせい」「精神科の症状だろう」と信じてもらえなかったという患者さんはたくさんいます。

想像してみてください。

「～を食べるとお腹が痛くなる」などの症状を医師に話しても、すべてを否定され、すべてあなたの精神がおかしいからだ、と言われたら患者さんは孤独を感じるどころか、自分自身を疑うはめになります。

「自分は精神病なのか」「自分の頭がおかしいのではないか」と自分を疑う恐怖は想像を絶します。

いちど病院のカルテに「この患者は精神的な問題だと思われる」と書かれてしまうと、別の日に違う医師にかかっても、カルテを見ると、ほとんど医師は話も聞いてくれず、

「はいはい、わかった、わかった、それは気のせいね。精神科の薬を出しておくから」

と診察室を追い出されてしまう。日本の医療機関は忙しく、**1人の患者さんに用いられるのはひとつのカルテ**であり、医師の先入観から、このようなことが起こります。

医師はプロフェッショナルのはずです。にもかかわらず患者さんをかえっておとしめることになるとは……。もちろん、医師もわざとやっているわけではないでしょうが、医師にとって（しかも専門の消化器専門医が）、過敏性腸症候群の原因を知らないということは罪です。過敏性腸症候群は気のせいであるという一律な対応は、医学界から払拭しなくてはなりません。

このように誰にも信じてもらえなかった患者さんは「それは気のせい」だと言われ、つらい腹痛が続いていても、大腸内視鏡検査すらしてもらえませんでした。私が大腸内視鏡検査をしたところ、典型的なクローン病でした。医師はこの患者さんが過敏性腸症候群だと思い込んでしまったために、大変な誤診をしてきたことになります。

クローン病は、内視鏡で異常が出るまでに数年の前駆期間があります。つまり、いちど内視鏡検査をして異常がなかったからといって、別のタイミングで内視鏡をすると典型的なクローン病の所見が見つかることがあるのです。

多くのクローン病患者は次のように訴えます。

「実は10年もの間、しつこい腸の症状が頻発していたが、**内視鏡検査やバリウム検査を受けても、何も見つからなかった**ため過敏性腸症候群と診断された。10年間、医師からは過敏性腸症候群を患っていると言われてきたが、あるとき、突然下血が始まった。再度、内視鏡検査を受けると、クローン病と診断された。どうして見過ごされてしまったのか？」

答えはこうです。べつに見過ごされたわけではありません。どういうことかというと、患者さんは、以前に大腸内視鏡を受けたとき、クローン病の「前駆期間」すなわち初期段階と言える状態にあったのです。クローン病と内視鏡ではっきりわかるような異常が出る前にそのような長い潜伏期間がなぜあるのかは、よくわかっていません。対して、潰瘍性大腸炎には前駆期間自体がほとんどないのです。

研究によれば、クローン病の平均的な前駆期間は約7年ですが、潰瘍性大腸炎の場合、1年未満です。そのため、潰瘍性大腸炎を発症しても、医師に診てもらうと、医師はただちに診断を下せるケースが多いのです。

クローン病は、初期段階での発見がはるかに難しく、どの点から見てもクローン病の症状に非常に似た症状を呈するにもかかわらず、初期段階では、内視鏡で異常が出ず、やがて、最終的に確定診断可能な状態のクローン病に進展するのです。

過敏性腸症候群患者のレッテル化に関して言えば、上記の点は、医師と患者が覚えておくべき重要な点です。いったん「クローン病ではない患者」だとラベル化がなされると、主治医である消化器専門医は、患者に過敏性腸症候群に似た症状が続いている限り、ほかの病気の可能性を検討しなくなることは珍しくないのです。

タイミングを逃さずに**内視鏡での粘膜変化をとらえる**には、医師も「聞く耳」を持たなくてはなりません。そのためには自分の患者さんは精神科の患者ではなく、ほかの疾患を持っているのではないかという科学的な目を持ち偏見を排して接しなくてはいけません。

患者さんは、涙ながらに「今まで私は精神病だと言われ、本当は自分の精神は異常なのではないかと自尊心やプライドが崩壊しそうになっていました。これまで会ってきたすべての医師が自分のことを信じてくれませんでした。自分は精神的にはおかしくはないのです。私を信じて検査し、クローン病を見つけてくださり、ありがとうございました」とおっしゃってくださいました。

そうです。患者さんは明らかに、鬱や統合失調症の診断基準を満たしてはいなかったのです。

苦しんでいる患者さんをジョークのネタにするな

さらに問題を困難にしているのは、**過敏性腸症候群に対して向けられる社会的な偏見**です。コメディアンは病気や症状を笑いのネタにするし、友人や家族までもがジョークとして扱うことすらあります。

私はたまたま有名なバラエティ番組を見ていました。ひな壇に並んだ芸能人たちは、出演者の中のある人を過敏性腸症候群の症状があると言ってからかっていました。放送時間は、なんと1時間もあったのです。

あなたが過敏性腸症候群だと知ったら、友人はあなたのことを同じようにからかうでしょうか？

テレビのバラエティ番組で狭心症やリウマチの患者をからかうことはありえないでしょう。それならば、過敏性腸症候群に苦しむ人をからかうことが、容認されるのはおかしくはないでしょうか？

しかし、今も現実に偏見はあり、この問題について話しにくい空気を作り出していて、患者はひそかに悩むことになります。

人々が過敏性腸症候群について公にしたがらないもうひとつの理由は、過敏性腸症候群と精神疾患との関連性にあります。

勇気を出して**腸の機能がおかしいことを認めた**としても、心療内科や精神病と関連づけられるのが怖くなり、診察を早めに切り上げて再び誰にも言わずに苦しみ続けるほうを選んでしまいます。

「内視鏡信仰」が誤診を生む

過敏性腸症候群が、身体的な原因ではなく精神的な原因によるものだと考えられているのにはほかにも理由があります。

過敏性腸症候群の研究が急増していたのは１９７０年代でしたが、それは内視鏡検査が再評価されていた時期に当たります。

内視鏡検査がもてはやされるようになったのは、腸の中をうまく照らし出すことのできる**伸縮性を持った光ファイバーが内視鏡に導入された**のと軌を一にしていました。

内視鏡技術の進歩のおかげでより精密な腸の視覚化が可能となり、結果として消化器学の分野では、肉眼で見ることのできる病気への注目が一気に高まりました。今まで目で見ることができなかった病気が、見えるようになる。医師たちに驚きと感動をもたらしました。

それまでは、患者さんを診察するとき、主に生理学機能を見る検査が主でしたが、根底からの一大転換でした。

以降、診断は**操作が簡単で利益の出る内視鏡検査**が当たり前になります。病気の原因は、主に内視鏡によって「見える場合にのみ」、認められるようになりました。「目で見て」どこも悪くない患者さんは、答えを見つけるのに労力がかかり、利益にもならないため、「厄介者」と考えられるようになったのです。

しかしこのような風潮は、医師が正しい診断をするに当たって望ましいことではありません。

なぜなら、たとえば胃カメラで患者さんの症状を説明できるような病気が見つかる確率はわずか9％しかないことが、ＪＭＭＳ研究でわかっています（Hongo M, et al. J Gastroenterol Hepatol. 2012; 27: 62-68）。「胃が痛い、胃がもたれる」という症状で内視鏡を受けても、胃潰瘍や胃がんなどの目で見てわかる病気はたった9％しか見つからないのです。

実際には、胃の動きが悪かったり、**胃酸に対して敏感（知覚過敏）になっていたりする**など、胃の機能の異常によって症状が出ている人（機能性ディスペプシア）が多いのです。目で見える病気（器質的疾患）よりも、目に見えない病気（機能性疾患）のほうが実際の診療では多いということを浮き彫りにしています。

それに加えて、ほかに過敏性腸症候群の原因がストレスだと誤解される理由として、ストレスは実際、腸の機能と排便頻度にある程度、影響を与えることがあげられます。強いストレスを受けると、過敏性腸症候群ではない人でも、下痢あるいは吐き気、そのほか消化器系の疾患になることはよくあります。

にもかかわらず、ストレスが腸の機能に影響を与えるという認識と、１９７０年代の内視鏡検査の再評価が相まって、以後20年間にわたり過敏性腸症候群を心理学やストレスと結びつけようとする研究の舞台が整うことになってしまいました。

膨満感、張り、鼓腸の診断・治療は難しい

過敏性腸症候群の主な原因はストレスと考えられてきましたが、実ははっきりとした原因はわかっていませんでした。

しかし、過敏性腸症候群などのお腹の調子が悪い人を調べると、空腸（小腸の一部）液の培養で、**小腸の細菌数が正常の人より過剰に増えている**ことがわかってきました。過敏性腸症候群の患者さんをよく調べてみると、84％にＳＩＢＯを合併していました。そうです。「気のせい」ではなかったのです。

このＳＩＢＯの存在がもっと広く日本社会で知られ、お腹の不調な人たちの真の「バリアフリー」が実現し、全国でひそかに悩んでいるお腹の不調を持つ方の人生が大きく開けなくてはなりません。

膨満感、腹部の張り、鼓腸（放屁）はいずれも非常に一般的な、ありふれた訴えです。

しかし、この患者さんたちの訴えは、「内科医が患者から聞きたくない訴え」の上位

にランクインしています。

医師が患者の抱える問題を真摯にとらえていないという意味ではなく、医師も彼らの症状を改善できる方法をほとんど知らなかったために、訴えを聞きたくないという意味です。

テレビではさまざまな薬のＣＭが流れていて、症状を改善するとうたっていますが、実際にはなかなか目立った効果は見られません。ガスの症状を軽減できると宣伝されている医薬品や薬剤「ガスコン（ジメチコン）」という薬を例にとってみても、実際には効果はわずかで、症状の緩和が実感できない患者がほとんどです。

ガスコンなどは**ガスの気泡を破裂させているだけ**で、体内のガスの発生量を根本から減らしているわけではないからです。

比較的治療が容易な便秘や下痢といったほかの消化器系の症状とは異なり、膨満感、腹部の張り、鼓腸は治療がはるかに難しく、内科医にとっても患者にとっても大きな失望やいらだちのもとになります。

過敏性腸症候群の治療に当たる内科医は、「ローマ基準」という診断ツールを知っています。ローマ基準が作成されたとき、膨満感、腹部の張り、鼓腸は過敏性腸症候群の主な基準から除外され、重要ではないと見なされてしまいました。専門家たちは過敏性腸症候群の主な症状としてわかりやすい下痢や便秘、腹痛に注目したのです。

しかし、患者さんをたくさん診察していると、腹痛も下痢も便秘もなく、**ガスやお腹の張りといった腹部不快感で悩んでいる患者さん**がいかに多いかがわかります。にもかかわらず、最新版のローマ基準（ローマⅣ）では、診断基準から「腹部不快感」が除かれてしまい、不快感があっても「腹痛がなくては過敏性腸症候群ではない」とされてしまいました。

過敏性腸症候群に苦しむ人たちは、必ずおならやガス、お腹の張り（膨満感や違和感）の症状を訴えます。

食後に出現する、座っていられないくらいのお腹の張り、あぶら汗をかくような、まるで妊婦のようにパンパンに突き出た下腹部。

食後しばらく続く症状の嵐をなんとかやり過ごすと楽になるものの、また食後にはお腹の張りが再発します。

お腹の張りはかつて過敏性腸症候群の大きな特徴と見なされていたものの、ガスの要素の原因を研究者たちは、はっきり理解できませんでした。１９８０年代になると研究者たちはより簡単に把握でき、薬剤の開発に直結する症状を重視するようになり、下痢や便秘に焦点が当てられてしまったのです。

当時は誰一人として膨満感の治療法を知りませんでしたし、説明もできなかったため、ローマ基準を作成した専門家たちは、膨満感やガスの症状を、「重要ではないと考えられる症状のリスト」に含めてしまったのです。

けれども、実際には、腹部膨満感やガスの問題にこそ、過敏性腸症候群の病気の本質はあったのです。

進まない状況は、ヨーロッパの研究者たちが、24時間装着可能な電子ベルトを開発して腹回りを絶えず測定できるようにしたことで変わり始めました。結果から、過敏性腸症候群の患者さんは**通常よりもはるかに大きなお腹の張り**が実際に見られると明らかになったのです。

朝、起きたときには比較的正常なのに、日中から夜にかけて食事をするにつれて胃がどんどん張っていき、以後就寝中から翌朝にかけて正常に戻る。研究の蓄積から、腹部の張りが過敏性腸症候群の患者さんの典型的なパターンだと明らかになりました。

同じ頃、T・S・キング博士によるさらなる研究から、健康な人と比べて過敏性腸症候群の患者さんの場合は、生成されるガスの量が多いと実証されました。

ガスは小腸内の細菌で作られていた

ガス（gas）の語源は、ギリシャ語の「カオス（khaos）」です。

まさに消化管にたまるガスは混沌としています。

健康な人は**毎日何リットルものガスを生成**します。

けれども、ほとんどの人はすべてのガスを肛門から外に排出するだけではなく、再び腸から吸収して呼吸するときに口から吐き出しています。

腸管の中で生成されるガスのほとんどは、腸内細菌が発酵によって作り出す水素ガス、メタンガス、二酸化炭素です。これらは、いくらおならをがまんして肛門から出さないようにしても、吐く息の中に出ていきます。水素やメタンや二酸化炭素は、腸管から吸収され、血液の流れに溶け込み、肺に達し、吐く息の中に出ていくのです。

ただ、水素やメタンガス、二酸化炭素は無臭ですし、臭いの元となる臭いガス（硫化水素など）は呼気の中に排出されません。よく「便秘になると、臭い息が出る」というのも、当たり前のように語られているウソです。

キングの調査が実施される以前、１９７０年代と１９８０年代の研究者たちは、過敏性腸症候群の患者さんと健康な対照群の間で、直腸からのガスの排出量に目立った違いを検知することができませんでした。

しかし、実際は腸内で発酵によってできるガスのうちで、再び腸から吸収された後に肺から呼気として吐き出される分を計算に入れていなかったためでした。キングは次に、過敏性腸症候群の患者さんと対照群を密閉した室内に入れ、**通常の呼吸として出るガスおよび直腸を通じて出るガス**のすべてを測定し直しました。

結果は、過敏性腸症候群の患者さんは対照群と比べて、細菌起源のガスを約5倍も生成していることがわかったのです。キングは過敏性腸症候群の患者さんが健康な人よりも細菌起源のガスをはるかに多く生成していることを証明したものの、肝心な理由を「大腸内の細菌が多すぎるためだ」と誤って結論づけてしまいました。

キングの調査に続いて、日本の研究者が過敏性腸症候群の患者さんの腹部X線写真を撮影し、対照群の被験者の腹部X線写真と比較しました。そして、過敏性腸症候群の患者さんの小腸内に、はるかに多い量のガスがあることを発見しました。

過敏性腸症候群の患者さんは腹部の膨満感が強く、**細菌を起源とするガスを健康な人よりもはるかに大量に生成**していて、そうしたガスが小腸内に過度にたまっていることを示したのです。

つまり過敏性腸症候群の主な原因は、小腸内の過剰な細菌の可能性が高いと証明されたわけです。

ただ、細菌異常増殖と過敏性腸症候群の関連性についての新しい知識が、過敏性腸症候群治療に当たる医師に認知されるまでには時間がかかります。

なぜなら、これまで述べたとおり、過敏性腸症候群は何よりもまず精神的な病気だとする考え方がいまだに根強いからです。

ピロリ菌が胃潰瘍の原因だと発表されたとき、発表した研究者たちは徹底的な批判と嘲笑を浴びましたが、今ではその研究者たちのほうが正しかったと認められています。同様に、一日も早く過敏性腸症候群の真実が、多くの人の常識となることを願ってやみません。

虫歯治療でお腹の不調が治った!?

１９９０年頃、ピメンテル博士らは、過敏性腸症候群と細菌異常増殖の関連性を呼気検査で検討しました。過敏性腸症候群の患者さんが担当の内科医に対して、**抗生物質の服用中は症状が良くなる**としばしば伝えていることに医師たちが気づき始めた時期に当たります。

ある患者は何年間も過敏性腸症候群の症状に悩まされていましたが、虫歯の治療を受けた後、2週間にわたって抗生物質を服用しました。

彼女がかかりつけの内科医に言うには、それから2ヶ月間は過敏性腸症候群の症状が大幅に改善していたのですが、またぶり返したということでした。彼女は抗生物質と過敏性腸症候群の症状の一時的な改善の間に何か関係があるのだろうかと言ったのですが、担当の内科医は単なる偶然だろうと否定しました。

ところがこれを聞いたピメンテル博士らは、「過敏性腸症候群の患者さんで細菌異常増殖の発生率がかなり高い」という彼らの持っていた知識と、患者が実感した「過敏性腸症候群の症状が抗生物質による治療中は大幅に改善した」という2点に基づき、「過敏性腸症候群の原因は細菌異常増殖なのではないか」、そして**抗生物質による適切な治療が効果的**かもしれないと考えるようになりました。

患者の声に真摯に耳を傾けた、彼らの医師としての資質には驚嘆します。

実は以前から、彼らの医療機関で行われていた呼気検査で「多くの過敏性腸症候群の患者さんで細菌増殖を示す値が高い」という結果が出ていたことと、そうした患者さんの多くが抗生物質を使用しているときには症状が改善すると話していることに彼らは気づき始めていました。多くの場合、お腹の症状は患者が正常な状態に戻ったと感じるほどまで劇的に改善されていたのです。

彼らは診察室を訪れる患者さんに呼気検査を受けてもらい、どのくらいの割合で細菌異常増殖に陽性の結果が出るかを調べてみることにしました。最初の調査では２００人以上の患者さんを検査し、そのうちの**76%で細菌異常増殖が陽性**になりました。

続いて陽性の患者さんには抗生物質での治療を受けてもらった後、追跡検査を行いました。大半の患者の細菌異常増殖は大幅に減少したか、あるいは通常の値に戻っていて、いずれの場合もそれに対応して過敏性腸症候群の症状の顕著な改善が見られました。

この研究結果は２０００年に『American Journal of Gastroenterology』誌に発表されました。この医学誌は、消化器病領域の一流誌（トップジャーナル）のひとつです。

彼らは、さらに二重盲検法として呼気検査を繰り返しました。余計なバイアスを避けるため、病院を訪れた患者さんからではなく地域住民の中から治験者を募り、完全な目隠し状態で、つまりその人が細菌異常増殖を持っているのかどうかわからない状態で呼気検査を実施しました。

住民たちの呼気は回収されて密封された後、全員にネオマイシン（抗生物質）またはプラセボ（偽薬）のいずれかを無作為に与えて10日間飲んでもらいました。抗生物質またはプラセボによる治療コースが終わってから1週間ないしは10日以内に、治験者は再び病院を訪れ、2度目の呼気検査と症状の再評価を受けました。

検査結果から、**治験者の約84%に細菌異常増殖**が見られました。ネオマイシンを投与された患者のうちの約35%に症状の改善が見られたのに対して、プラセボを投与された人たちで改善したのはわずか11%にとどまり、大きな差がついたのです。

この違いは、統計的に見るとかなり大きいものです。

さらに顕著だったのは、ネオマイシンを使用したことで呼気検査の結果が正常に戻った患者のうち、約75%には症状の改善も見られたことで、過敏性腸症候群の患者さんがそれまでで示した最も高い改善率のひとつでした。彼らは以上の研究結果を2003年に『American Journal of Gastroenterology』誌に発表しました。

彼らや、ほかの研究者たちが実施したその後の研究から、細菌異常増殖が過敏性腸症候群の大きな原因であるという事実が実証され、**抗生物質が症状を改善することが証明**されたのです。

その結果、米国では、2015年5月に、FDAが過敏性腸症候群に対して、抗生物質（リファキシミン）の1日3回・14日間の使用を承認しています。

過剰に増えた小腸内の腸内細菌の数を正常に戻すことによって症状が改善することにもはや異を唱える余地はなく、私たちや現在米国の研究者らが日常的にあげているめざましい成果です。

いくら空気を飲み込んでもガスはたまらない

細菌異常増殖と過敏性腸症候群との関係が判明しつつある頃、直面した疑問のひとつは、過敏性腸症候群にはさまざまなタイプがあることを、どう説明するのかということでした。

つまり、過敏性腸症候群の症状として頻繁に下痢を起こし、便秘はほとんど見られない過敏性腸症候群の患者さんがいます（下痢型過敏性腸症候群）。

一方では、**便秘が主な症状で、下痢はほとんど経験しない**患者さんもいます（便秘型過敏性腸症候群）。

さらには、便秘と下痢の両方がほぼ同程度に現れる患者さんもいます（混合型過敏性腸症候群）。

では、ＳＩＢＯが原因で起こっている過敏性腸症候群の患者さんの症状のこのような差はどうして起こっているのでしょうか？

実は、過敏性腸症候群の患者さんが便秘になるか下痢になるかは、「細菌が腸の中で作り出すガスの種類」によって決定されることが判明しています。

ＳＩＢＯの患者さんでは、呼気検査において、ほとんどは2種類のガス、つまりメタンまたは水素の濃度が高いのです。

メタンと水素は人間が生成したり、口から飲み込むものではなく、ほぼ１００％、細菌が発酵の過程で生成するものです。よくお腹が張ったり、ガスが出ると訴える患者さんに医師が「そのガスはあなたが呑気症《どんきしょう》といって空気を飲み込みやすいくせがあるからですよ」と誤った解釈をすることがあります。

しかし、実は真実ではありません。いくら空気を飲み込んだとしても、大気中にはそれほど多くの水素もメタンも存在はしません。水素もメタンもほぼ１００％腸内細菌が発酵とともに産生するもので、ともに無臭です。

発酵って体にいいのでは？　と思う方もいるでしょう。

しかし、大腸における適度な発酵は体に良いのですが、小腸における過剰な発酵は小腸に過度の負担を与えます。大腸の太さは、直径５〜８センチメートルもありますが、小腸はずっと細く、３〜４センチメートルです。

小腸はもともとガスが生まれるように想定されてできていません。本来、小腸はほぼ水で満ちていてガスは見られません。しかし小腸で**ガスが生まれると、本来細い小腸がガスでパンパンになってしまう**のです。

一方、1000人近い過敏性腸症候群の患者さんが呼気試験で検査されましたが、ほぼすべてにおいて、呼気検査でメタンの濃度だけが高かった患者さんは便秘型でした。

現在アメリカでは、メタンガスが原因でひどい便秘に悩んでいる女性が多いことが問題になっています。

メタンガスを作るメタン産生菌を持っている人はアジア人には少ないとこれまで言われてきましたが、私のクリニックで調べていると日本人女性でもメタン産生菌を持っている女性がかなり見つかります。日本人の腸内細菌もだいぶ変化してきているようです。

動物の小腸にメタンを注入する実験を実施すると、動物の腸管の移動速度は70％近くも減少し、このことからメタンが消化管に作用して腸の運動機能を遅くすることを意味します。また、ヒトでも、**メタンガスが多い人では幸せホルモンであるセロトニンレベルが低い**ことも報告されています。

セロトニンは腸を動かすホルモンなので、セロトニンが低いと便秘になるのです。腸内細菌が作り出すメタンガスが、過敏性腸症候群の患者さんの便秘の主な要因だと結論づけられています。

まとめると、水素ガスが発生しやすい患者さんは下痢が多く、メタンガスが多い患者さんには便秘が多い。つまり、小腸内で細菌が過剰発生するのは同じでも、その細菌が発生させるガスが**水素ガスかメタンガスかによって、下痢になるのか、便秘になるのか**が決まるのです。

健康寿命に直結する小腸内ガスの有無

最新の研究において、過敏性腸症候群の患者さんの便秘が、メタンを生成する細菌(古《こ》細菌《さいきん》・メタノーゲン)の除菌を行うと改善を示すことが報告されています。

実際は抗生物質の慎重な使用を通じて行われます。細菌の過剰増殖が本当に根絶されたかどうかを確かめるためには、抗生物質の投与後に、再度呼気検査を実施すれば確認できます。くわしい研究から、メタンを生成する細菌が根絶されない限り、便秘は完治させるのは難しいことが判明しました。

犯人が水素ガスだと下痢に、犯人がメタンガスだと便秘に

ほとんどの腸内細菌が生み出す水素と、メタン産生菌が生み出すメタンガスが、SIBOの代表的症状の下痢や便秘の原因となっている。

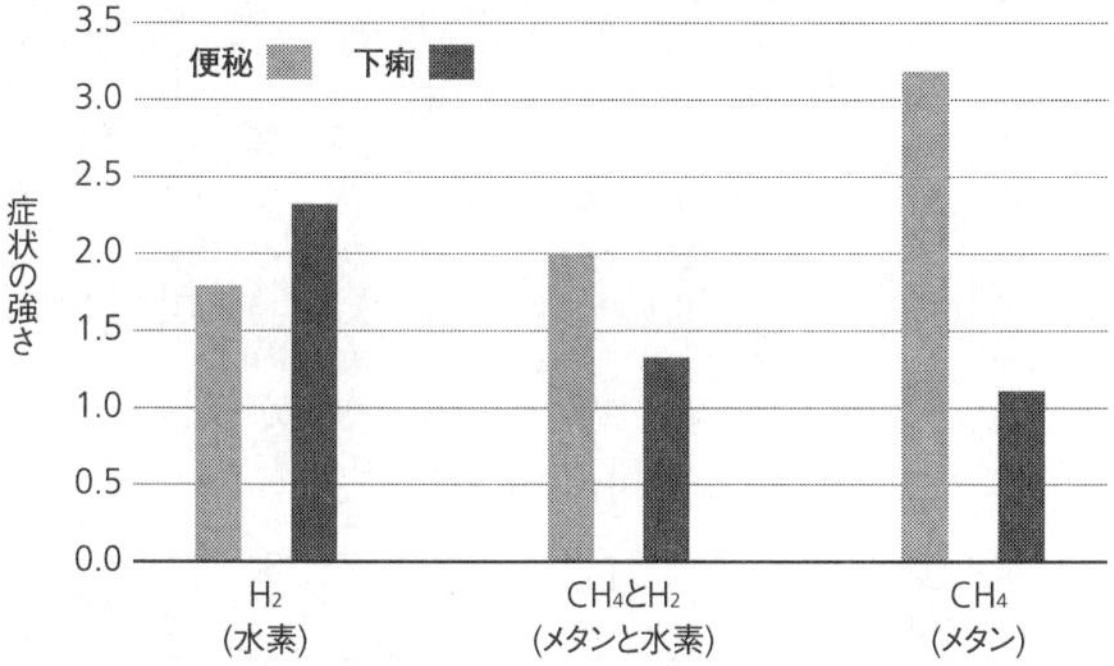

腸内の水素ガスが多いと「下痢型」に、メタンガスが多いと「便秘型」となり、両方が出ている場合は「便秘型」となることが多い。
（ほか、硫酸還元菌によって、においの強い硫化水素が発生するSIBOでは、便秘になりやすく、腹痛が生じやすい）

興味深いのは、なぜメタンが便秘を引き起こすのかというメカニズムです。

ひとつの理由は、**メタンガスが腸の動きを活発にさせる**ということです。

過敏性腸症候群の患者さんを検査したところ、呼気検査でメタンの濃度が高かった患者は、水素濃度が高かった患者と比べると、小腸の動きが約2倍になっていることが判明しました。

けれども、小腸の動きは排便に

とって逆効果となるものでした。便を正しく排泄する方向への動き、すなわち小腸から大腸への動きではなく、反対方向への動きだったため、排泄のプロセスがゆるやかになってしまい、便秘を引き起こしていたのです。

便が小腸内に停滞する時間が長くなれば、それだけ腸内細菌と炭水化物などの食物が接触し、発酵する時間が長くなります。腸内細菌は主に炭水化物を原料としてガスを発生させます。結果としてガスも多くなり、患者をお腹の張りで苦しめることになります。

お腹の張りだけではなく、腸内細菌が発生させるガスは、**宿主の人間の代謝に影響を与える**ことがわかってきました。

メタンガスが多い患者は便秘が多く、メタボの体型が多く、糖尿病の程度がひどく、狭心症や心筋梗塞が多いという報告もあります。

慢性便秘の人は寿命が短く、15年後の生存率が約4分の3になるばかりか、パーキンソン病や認知症のリスクが高まります。しかし、便秘をしっかり治療すれば、10年後の死亡率が約12%も下がることがさまざまなマッチングスタディでわかっています。

つまり、腸内で発生するガスは寿命にも影響します。腸内ガスこそ、予防医学の決め手なのです。

対して、小腸内で水素が発生する過敏性腸症候群の患者さんは、下痢の症状が出ます。この患者さんはやせ型の体型が多いこともわかっています。

しかし、水素ガスはほとんどの細菌が作りますが、メタンガスとは違って、小腸の動きの生理機能に影響を及ぼしてはいないようです。むしろ、下痢の症状の程度は小腸内の水素を生成する細菌の数と関係していると考えられます。水素ガスの産生量が多いと、下痢の程度がひどくなります。

メタンガスが多いとメタボになりやすいのと同様、**水素ガスが多い心不全患者は死亡率が高い**ことも近年報告されました。

加えて、線維筋痛症に似た症状（体の痛み）がある過敏性腸症候群の患者さんに対しての検討では、水素濃度が非常に高い値を示していることがわかっています。

水素が線維筋痛症の症状を引き起こしている原因ではないものの、水素の濃度が高ければ高いほど細菌の数が多くなり、患者さんの症状が重くなりがちなのです。

さらに、後述する低ＦＯＤＭＡＰ食という食事療法を行うと、水素ガスが減り、線維筋痛症の症状が楽になることが報告されています。

加えて、最近は、硫酸還元菌によって、**においの強い硫化水素が発生するＳＩＢＯ**も報告されており、便秘になりやすく、腹痛が生じやすいことがわかっています。

第4章 小腸を襲う SIBOという難病

少し食べただけでお腹がパンパン

小腸を健康に保つと元気がわいてきます。なぜなら、細胞の「ミトコンドリア」が活性化するからです。

私たちの生命活動のエネルギーは、細胞の中のミトコンドリアという工場で作られています。しかし、小腸の働きが悪いと、**ミトコンドリアの活性が落ちてしまい、エネルギーをうまく作ることができなくなる**のです。

エネルギーが作れなければ、睡眠の質が落ちます。朝起きても、疲れがとれない。ぼーっとしてしまうのです。

免疫の力がうまく働かずに、ウイルスに感染しやすくなり、風邪や胃腸炎にかかりやすくなる。しまいにはがんなどの大病にもかかりやすくなるのです。

そうです。健康長寿を達成するためには、小腸を整えることが重要なのです。

人間の体はすべてネットワークでつながっており、小腸が不調だとその影響は全身の臓器に深刻な病気を引き起こします。逆に小腸が元気になるともつれた糸がほどけるように全身が健康になっていきます。

現代人の小腸を襲っている腸内細菌の逆襲、それが「ＳＩＢＯ」という病気です。ＳＩＢＯについて改めて説明しますと、日本語では小腸内細菌増殖症と言います。つまり、小腸の中で腸内細菌が爆発的に増えてしまう病気です。私たちは腸内細菌とともに生きています。つまり「共生」しています。ある程度の**腸内細菌が共生していることは生理的に重要**なのです。

しかし、腸内細菌が過剰増殖すると、問題が起きてしまうのです。

たとえば、大腸にあるべきバクテリアが小腸の中に入り込み、小腸に停滞してしまい、本来の居場所である大腸に移動しないときにＳＩＢＯは起こります。

この場合、バクテリアは、必ずしもすべて「悪玉」の腸内細菌というわけではありません。「善玉」とされるバクテリアであっても、過剰になったり、不適切な場所で増えれば、非常に好ましくない状態になるのです。

あまりにも多くのバクテリアが繁殖する場合、不適切なバクテリアの種類が不適切な場所に繁殖する場合、あるいはその両方の場合をＳＩＢＯと呼びます。

現代人には、やっかいなＳＩＢＯに知らず知らずかかっている人が増えているのです。

ＳＩＢＯにかかると、大量のガスが小腸で発生します。女性の訴えに多いのですが、「ほんのちょっとしか食べていないのに、すぐにお腹がパンパンに張ってしまって、妊娠５ヶ月を過ぎたようなお腹になってしまう」。切実に訴える人は本当に多くいます。

さてＳＩＢＯという病気は、欧米ではかなり脚光を浴びていますが、日本の医師はまだ存在すらよく知らない人が多いので、いくら症状を訴えても「ちょっとしか食べていないとは言いますが、本当はたくさん食べているんでしょう？」などととんちんかんなことを言われるのがおちです。

またＳＩＢＯにかかると、頑固な下痢や便秘、腹痛、おなら、**お腹のゴロゴロした違和感などに悩まされる**ことになります。

そして、便秘には下剤、下痢には整腸剤、などという単純な処方では効果がないのが特徴です。

小腸はお腹の中のブラックボックス

これまで小腸は医師にとっても「ブラックボックス」でした。まず、内視鏡で観察することができませんでした。口から胃カメラ（胃十二指腸ファイバー）で届くのは十二指腸の途中までですし、お尻から大腸カメラ（大腸内視鏡）を入れても、届くのは小腸の一番終わりの場所（回腸末端部）まででした。

十二指腸の終わりから小腸のほとんどは、内視鏡で観察することが非常に難しく、小腸鏡というものがありましたが、小腸鏡の挿入は患者さんにとってはかなり苦痛で、小腸が観察されることがあまりなかったのです。

しかし、現在は、**ダブルバルーン内視鏡とカプセル内視鏡**という装置が開発され、これまでなかなか診断することのできなかった小腸の病気も正しく診断できるようになってきました。

医師たちの常識として、ＳＩＢＯの患者の小腸の粘膜には、大きな変化はないと信じられてきました。しかし、ＳＩＢＯの患者さんに実際にカプセル内視鏡検査を行ってみると、細菌の増殖により小腸液が混濁しており、小腸のびらんや潰瘍が多いことが報告されてきました。

つまりＳＩＢＯが原因で、小腸に深刻な炎症が起きていることがわかってきたのです。小腸で火事が起こっているのです。

腸内細菌の過剰増殖に伴って発生する炎症は、粘膜の上皮に変化を及ぼす侵襲性の細菌種（主に大腸菌をはじめとするプロテオバクテリア門の細菌が増える）によって引き起こされると考えられています（30ページ「ヒトの腸内細菌の地図」の上段中央）。

ＳＩＢＯで増えているプロテオバクテリア門、実はたいてい悪いことをしています。日本人の長寿者には、プロテオバクテリアが少ないことがわかっています。プロテオバクテリア門の細菌は通性嫌気性菌といい、酸素があっても生きていける菌です。

もともと**大腸内は酸素がほとんどない嫌気性の状態**なのですが、大腸上皮の機能が弱ったりすると若干、酸素濃度が上がります。そういうところに忍び寄ってくるのがプロテオバクテリア門の細菌で、代表的なものが大腸菌やピロリ菌やサルモネラ菌といった種類で、腸にさまざまな悪影響を与えます。

　腸で炎症が起こると、炎症の副産物であるＮオキシド（Ｎ－ｏｘｉｄｅ）やＳオキシド（Ｓ－ｏｘｉｄｅ）が腸の中に放り出されますが、プロテオバクテリア門の細菌はこれを呼吸源として活性化して、さらに小腸内で炎症を起こし、吸収不良なども引き起こします。

　小腸で起きた火事は飛び火して、全身に悪影響を与えます。病気だけではありません。現在の医学では、体のどこかに**慢性的な炎症が起きていることは老化を早める**と言われているのです。老化を遅くし、病気にならないためには小腸の火事を消し止めなければならないのです。

食べたものをエネルギーに変えてくれる

　あらためて小腸って何？　そもそもどんなところなのか？　そう思われる方のために、小腸のことを簡単に説明しておきます。小腸は、あなたのおへそのまわりあたりにある「ホース」のようなものです。

口から食べたものがお尻の穴から出ていくまで、食べたものが通っていく道筋が「消化管」と呼ばれるホースです。このホースは1本の連続した管です。

そして、つながった管は、場所によって、口↓食道↓胃↓十二指腸（小腸の一部）↓小腸（空腸↓回腸）↓大腸（盲腸↓上行結腸↓横行結腸↓下行結腸↓S状結腸↓直腸）↓肛門という名前がついています。

食道は、飲み込んだ食物を胃に送り込みます。胃は筋肉の働きにより、食物と胃酸を混ぜ合わせます。

小腸はさらに肝臓から分泌された胆汁や、膵臓からの膵液を加えることで食物の消化分解を進めます。そして**小腸でほとんどの栄養分は吸収される**のです。

大腸では小腸で吸収しきれなかった食物の残りかすから、水分と少量のビタミンを吸収します。そして食物から便を作り、体の外に出します。

小腸はすごい器官です。長さは、本人の身長の約3・5倍になります。人によっては6〜8メートルにもなります。比べて、大腸は、1・5メートルほど。小腸は体内で最

消化器系の全景

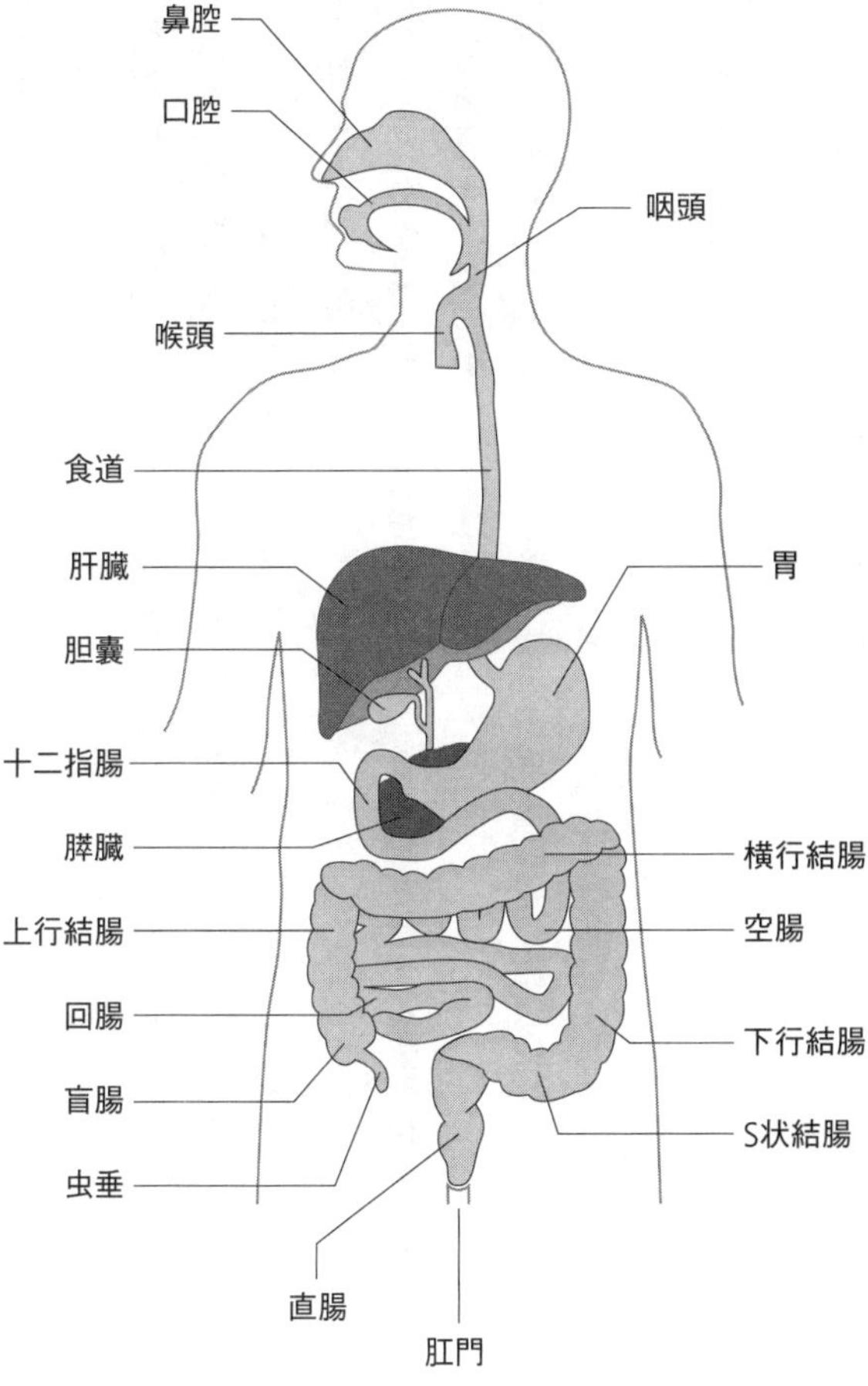

も細長い臓器になります。小腸の特徴は、なんといっても粘膜に「毛が生えていること」です。

昔、理科の授業で習ったことがあると思いますが、小腸の粘膜には1ミリほどの「絨毛《じゅうもう》」という名前のじゅうたんの毛のようなものがびっしりと生えているのです。

なぜ、このような毛が生えているのでしょうか？　毛羽だったタオルのほうがよく水を吸ってくれます。同じ原理です。

食べ物から栄養分を効率的に吸収できるよう、**食べ物と接する表面積を広くするために絨毛という毛が生えている**わけです。

小腸の絨毛を平らにすると、なんとテニスコート1面分の広さにもなります。

また、小腸のひだ自体も、大腸と比べて細かい折り畳み構造になっています。この細かいひだを「ケルクリングひだ」と呼びます。小腸はひだが細かいため、食べ物と酸や胆汁をはじめとする消化液がよく混ざり合うような構造になっており、食物を分解しやすくしているのです。

小腸は、食物からの栄養分を吸収できる程度まで分解し、吸収し、血液の流れに乗せ、私たちのエネルギー源にしてくれているのです。

つまり、小腸の働きが思わしくなければ、食べたものもうまくエネルギーになってくれず、ミトコンドリアの働きすら悪くなってしまうわけです。

さて腸内には、どんな細菌が棲んでいるのでしょうか？　もともと**生まれた直後の赤ちゃんの腸の中はほぼ無菌**です（最近の研究でＤＮＡ解析により、羊水や胎便の中にも微量な細菌ＤＮＡが検出されており、羊水や胎盤も無菌ではないことがわかってきています）。しかし、生まれてから数時間で、お母さんの大腸菌やストレプトコッカスといった菌が赤ちゃんにどんどんうつってきます。

その後、腸球菌や乳酸菌が増え、ほぼ3週間以内に大腸菌群は減少し、バクテロイデスという菌種が大腸において優勢になります。

1歳をすぎた頃から腸内フローラの構成は一定に落ち着き、腸内細菌が異常に増えることを抑える機能が備わります。ヒトの腸内にはなんと１００兆個、２０００種類を超える細菌が生息しているのです。

胃酸を抑える薬が逆効果に

日本人に増えている逆流性食道炎。脂っこいものを食べた後に胸がチリチリと焼けたり、むかむかしたり、吐き気がするやっかいな病気です。従来から、胃酸が多いために、**胃から食道に胃酸が逆流して起こる**と考えられています。

日本人の胃酸分泌能は、20年前と比べると、約2倍に増えているという調査結果があります。実際、日本全国の消化器内科医で、胃酸を抑える薬が山ほど処方されています。具体的にはガスター、アシノンなどのＨ２ブロッカー、タケキャブやパリエットなどのプロトンポンプインヒビター（ＰＰＩ）やピーキャブ（ＰＣＡＢ）と呼ばれる薬です。これらは効果的に胃酸の分泌を抑えてくれます。

しかし、薬では症状がまったく良くならない患者さんがいるばかりか、「胃酸を抑える薬を飲むと、かえって症状が悪化する」患者さんもいるのです。なぜでしょうか？

薬が効かない理由を、医師もよく理解していません。胃酸を抑える薬を飲んでいても良くならない人に、「あなたは神経質だから」と言いながら、抗鬱薬や向精神薬などをさらに追加しているのです。

はたして投薬は正しいのでしょうか？　精神疾患の薬を出す前に、考えなくてはならないことがあります。

思い出してください。「消化管は1本の管である」ということです。次に「胃酸を抑える薬でかえって胸焼けやゲップがひどくなる人がいる」というパラドックスの種明かしをしましょう。

小腸で過剰に細菌が増えてしまうSIBOになると、小腸で過剰なガスが発生します。すると、消化管は1本の管で連続していますから、**小腸でできたガスは十二指腸から胃へと逆流**していきます。胃の中は過剰なガスで圧迫されてしまいます。そして、ガスといっしょに胃酸は食道に逆流していくというわけです。

ゲップやポッコリお腹の原因は？

つまり、小腸でできるガスが増えすぎると、胸焼けが生じるというわけです。

本来、胃酸には、小腸の中で細菌が増えすぎないように調節する大切な働きがあるのです。

胃酸が雑菌を殺し、小腸の中の菌量を減らしてくれています。しかし、人によっては、胃酸を抑える薬を飲んでいると**胃酸が不足してしまい、雑菌を殺すことができなくなってしまう**のです。

胃酸の不足によって、小腸の中で細菌が爆発的に増えます。増えすぎた小腸の中のバクテリアは、食物を分解して過剰なガスを小腸で発生させます。

小腸の中でできたガスは、小腸から胃まで逆流し、ゲップの原因になったり、お腹をパンパンにしたり、胃を圧迫して胃酸を食道に逆流させたりするのです。

胃酸を抑える薬でかえって逆流性食道炎がひどくなる、とはなんとも皮肉なものです。良かれと思って処方した胃薬が、かえって患者さんを苦しめるとは医師として不本意なことです。

医療によってかえって患者さんが不利益をこうむる病気を「医原性の病気」といいま

す。患者の治療のために行われた医療行為が、新たな疾患を引き起こすことがあるので、医師も患者もこのような真実を知って、患者さんひとりひとり個別に病態を考え、薬を調節することが必要なのです。

小腸には、もともとガスはない

小腸は食べ物を通す1本のホースの一部です。ただ、**小腸はガスが生まれるのに慣れていない臓器**です。

大腸の中にはもともと大量の腸内細菌がいて、ガスを発生させています。大腸はある程度、ガスで膨《ふく》らんでもいいようにできています。

しかし小腸は、ガスに耐えるようにできていません。小腸でガスが生まれることは「想定外」なのです。

お腹のレントゲンをとると通常、大腸の中には黒いガスがたくさん見られます。しかし、小腸には通常、ガスは見られません。小腸にガスが見られると、医師たちは、「お、小腸ガスがあるな」と言い、なんらかの病気が腸にあることを疑うのです。

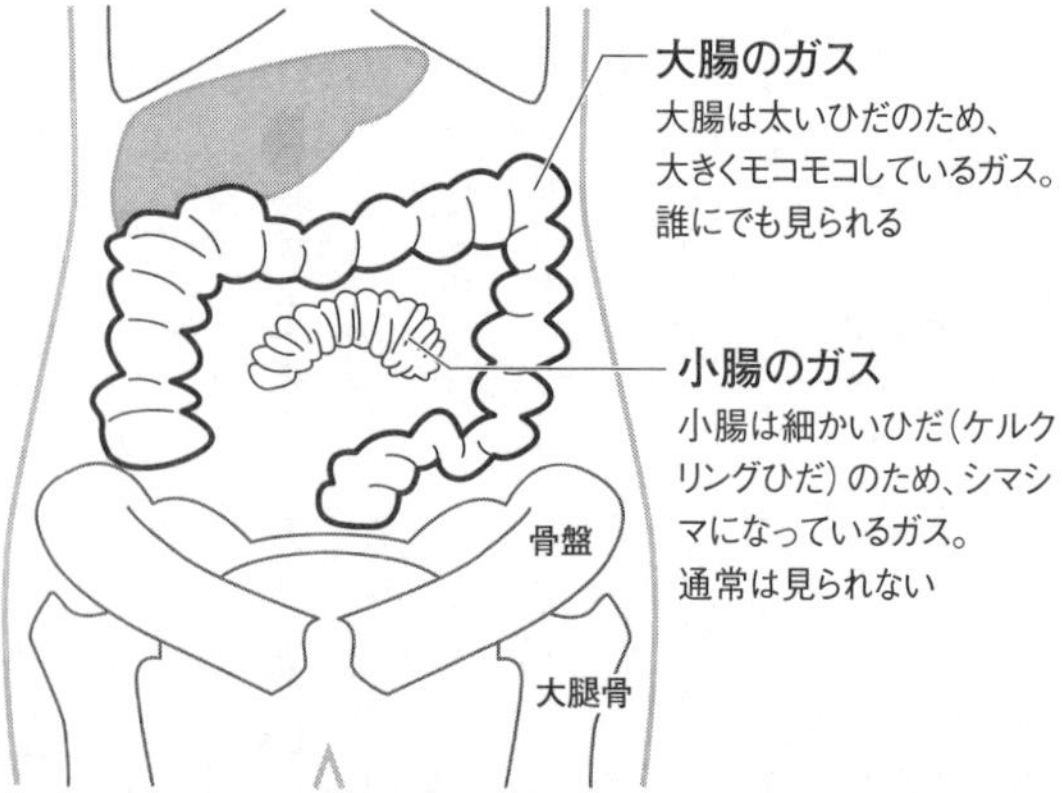

小腸ガスは異常な状態（小腸の細かいケル
クリングひだをガスの中に見ることができる）

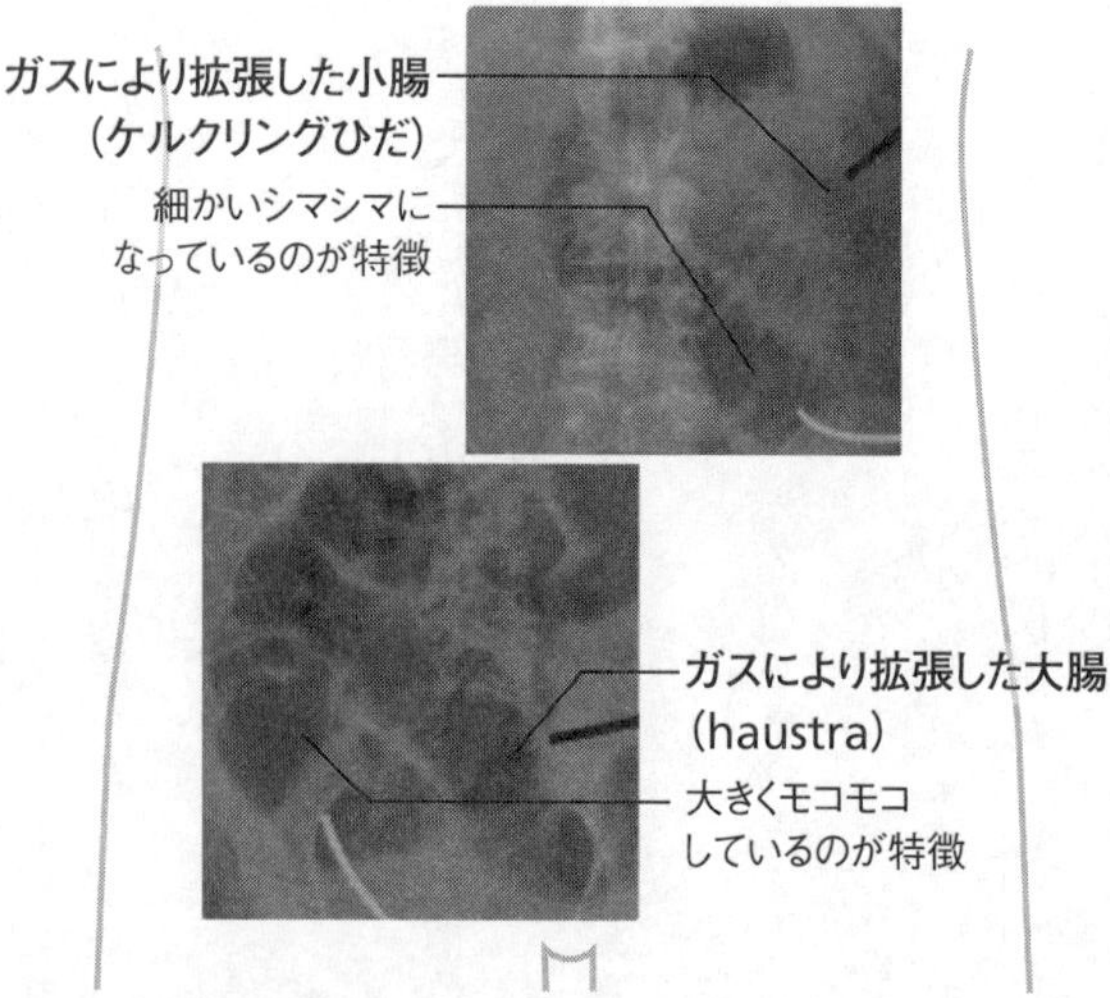

つまり、消化管に通過障害があったり、腸閉塞があったり、小腸に小腸炎などの炎症があることを疑います。

ただし、SIBOが小腸のガスの原因になることはあまり知られていません。小腸はもともと**水と食べ物で満ちており、ガスはほとんど存在しない**ため、レントゲンでは小腸ガスは通常では見られないのです。

「膨らんで縮んで」を繰り返すうちに、小腸の機能が低下する

さて、小腸に過剰なガスが生まれるとどうなるでしょうか？　もともと細長い小腸にガスが生まれると、小腸は風船のように膨らませられてしまいます。

食事をすると、小腸で過剰に増えた腸内細菌が、食べ物をエサとして大量にガスを発生させます。結果、食後に小腸は、ガスで風船のようにパンパンに膨らみます。そして、ガスが小腸を通り過ぎると、また小腸はしぼみます。そして食事をすると、また風船のように膨らみ、またしぼみます。

このように「膨らんで縮んで」を繰り返すと、風船の皮が薄くなってしまうように、小腸は傷つきます。粘膜の壁が薄くなり、穴があきやすくなったり、本来の消化吸収の力が落ちてしまうのです。

小腸はご存じのように大切な働きを持っています。栄養分を吸収したり、免疫力をつかさどっています。小腸は最大の免疫臓器です。全身に約２兆個ある免疫細胞の７割が小腸の絨毛のすぐ内側に存在します。

小腸が弱れば免疫の力が落ち、風邪やインフルエンザなどのウイルス感染症にかかりやすくなります。小腸は人間という樹木の「根」に当たります。小腸が本来の力を失うと、人間の体全体に大きな悪影響を及ぼしてしまうのです。

食後のお腹の張り、おなら、便秘と下痢。このようなお腹の症状が起こるのは当然ですが、そればかりではありません。

鬱などの精神疾患、にきび、肌荒れ、むずむず足症候群、また**肥満、心不全、肝不全、腎不全の原因にすらなる**のです。このように、さまざまな病気の引き金にもなりかねないのです。

SIBOの小腸では、腸内細菌が爆発的に増えている！

　では、ＳＩＢＯの患者さんの腸内細菌はどうなっているのでしょうか？　健康的な小腸とＳＩＢＯ患者の小腸の違いについて説明します。

　もともと小腸は、大腸と比べて細菌の数が少ないのが正常です。小腸は、**十二指腸→空腸→回腸の３つに分類**されます。特に、十二指腸は胃酸があるので無菌に近い状態。それが、空腸→回腸と進んでいくうちにだんだんと腸内細菌の数が増えていきます。

　数字で示します。胃の中の細菌の数は１ミリリットル当たり、１０００個程度です。小腸の腸内細菌の数は、１万個程度です。空腸では、１０００～１万個（10の３乗から４乗個）。回腸の最後の部分で１０００万～10億個（10の７乗から９乗個）です。

　対して、大腸の腸内細菌の数は１００億～１兆個（10の10乗から12乗個）に爆発的に増えます。

胃・小腸・大腸内の細菌数

小腸内の細菌数は正常では10万個以下で、
大腸に比べて非常に少ない

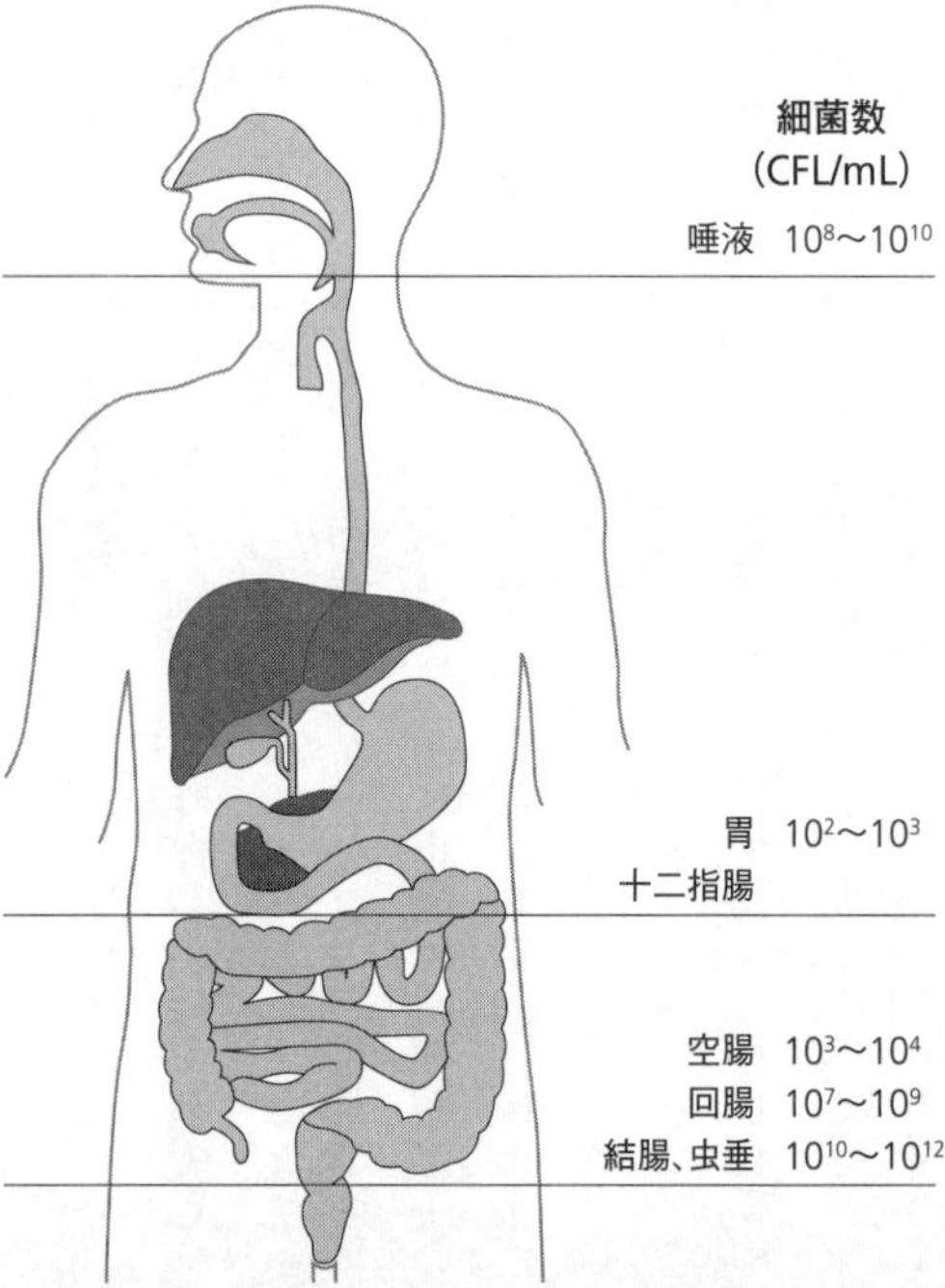

お腹の調子が悪い人では、小腸の中で細菌が増えていることがわかってきた!

- 健常人：10^{2}〜10^{3}
- 過敏性腸症候群 ┐ 10^{3}〜10^{7}
- 機能性ディスペプシア ┘
- SIBO：10^{5}

小腸内の細菌数は左記のような数値を呈することが多い（空腸液を培養して得られる細菌数）。培養できる菌の数は限られるので、実際に存在する数とは異なる。

数字を比較すれば、大腸に比べて小腸の中の細菌がいかに少ないかがわかります。これは、小腸の中で細菌が増えすぎないように、人体の中でさまざまな防衛メカニズムが働いているからです。

また、健康な人の腸内細菌ほど、さまざまな種類の腸内細菌が存在します。腸内細菌は**多様なほど免疫力が上がり、全身の健康に役立つ**からです。

では、ＳＩＢＯの状態になり、細菌が一挙に10倍まで増えた患者さんの小腸をもう少し詳しく診ていきましょう。

数に加えて、腸内細菌の多様性が失われており、少数の細菌が増えていることがわかっています。

そして、50％のＳＩＢＯの患者さんでは、腸の粘膜の通りが良くなりすぎていて、本来は通してはいけないものまで腸の粘膜を通過させてしまうようになっているのです。

「腸の粘膜の透過性の亢進」と呼びます。

本来腸の粘膜は、食べ物から栄養分を吸収するために、栄養分を粘膜から腸の血管にまで通過させます。まったく正常な働きです。

しかし、腸の粘膜の透過性の亢進が起こると、腸の粘膜は「ダダ漏れ状態」になります。つまり、本来は通してはいけない細菌の作った毒素や、未消化の栄養分まで通してしまうのです。

たとえるなら、小腸を網戸の「網の目」として考えてみてください。ＳＩＢＯでは、網の目が粗《あら》くなり、ひどいときには穴があいてしまっている状態だというとわかりやすいでしょう。

ダダ漏れると、さまざまな病気にかかりやすくなってしまうのです。「リーキーガット（漏れる腸）症候群」です。

なぜ、漏れが起こるのでしょうか。前述したとおり、本来はあってはならないガスが小腸の中に発生し、小腸が風船のように過剰に**膨らんだり縮んだりを繰り返すうちに、小腸の粘膜が障害を受ける**ためです。

また、ＳＩＢＯの患者の腸内では、腸内環境が乱れた結果、正常では増殖が抑えられ

ているカンジダ アルビカンスやカンジダ グラブラータなどのカビ（真菌）の増加が見られるのが特徴です。

空腹の時間に腸は掃除される

人間の体はもともと細菌異常増殖を防ぐようにできていて、そのためのさまざまな仕組みが備わっています。間違った種類の細菌が消化管の外、特に血液の中に漏れ出ないようにするために、免疫が侵入してきた細菌のほか、ウイルスや真菌などの病原体を特定して攻撃するようにできています。

小腸内での細菌異常増殖を防ぐための主な防御手段には、**口から入ってくる細菌を殺す胃酸**（胃酸でも死なないピロリ菌などの例外はある）と、胆汁や膵液があります。そのほかにも、小型の括約筋のような形の回盲弁（バウヒン弁）という弁は、大腸内の細菌が小腸に逆戻りするのを防いでいます。

また、消化管の内壁に沿ってリンパ球があります。リンパ球は免疫系の重要な構成要素である白血球の仲間で、異物の病原菌の特定と攻撃に不可欠な役割を果たしています。リンパ球が産生される骨髄を除くと、消化管の内壁には体のどの部分よりも多くのリンパ球が集まっています。リンパ球は細菌が腸の内壁を通り抜けて、体のほかの部分に移動するのを防いでいます。

細菌異常増殖を防ぐもうひとつの重要な仕組みは、小腸に特有の浄化行動、すなわち「蠕動運動」です。小腸は、食べ物の残りカスや細菌を大腸へ押し流す強いさざ波のような運動をしているのです。

食事をしていないとき、この**蠕動は90分ごとに発生する**ようになっています。この小腸のリズミカルな蠕動運動のことを「ＭＭＣ（伝播性消化管収縮運動：Migrating Motor Complex)」と呼びます。

体が食べ物を消化して栄養分を吸収する食事中だけは、動きが停止するようにできています。つまり、間食してしまうと、せっかくの腸のお掃除運動である蠕動運動が止まってしまいます。空腹の時間を作ることが、小腸の蠕動運動を強くし、腸を浄化するのには必要なのです。グーッというお腹の音は、腸が一生懸命にお掃除運動をしている証拠なのです。最近あなたのお腹はグーッと鳴っているでしょうか？

栄養分が小腸から血流に吸収されると、腸に次の食事が入ってきても大丈夫な準備状態にするため、**残った食べ物のかけらは小腸から取り除かれる**必要があります。清掃作業は胃で始まり、蠕動が食べ物の残りかすを押すのに合わせて小腸を通過し、大腸を経て排泄されます。理想的には、このような性質の蠕動が毎日およそ9回発生します。ＭＭＣが悪くなるとＳＩＢＯになってしまうのです。

悪玉に変身する善玉菌

１９７９年以降、研究者たちは、通常の蠕動が一昼夜にわたって見られなかった場合、細菌異常増殖が起こりうることを知っていました。１９８０年代には、被験者にモルヒネを投与し、蠕動を止める研究が実施されました。時間の経過とともに、これらの被験者には細菌異常増殖が発生してしまいました。

同様に、細菌異常増殖の見られる過敏性腸症候群の患者さんは健康な被験者と比べて蠕動が平均して70％も減少していることが実証されています。小腸のお掃除運動が落ちれば、食べかすが小腸に停滞し、細菌も小腸から大腸に洗い流されずに小腸で繁殖します。

小腸で異常に繁殖した細菌は、**食べかすを食べて過剰な発酵を起こし、水素ガスやメタンガスなどのガスを大量に発生させる**のです。つまり小腸内細菌増殖症の大きな原因のひとつは、小腸の動きが悪くなることです。

たとえば食中毒を引き起こす細菌は小腸内に拠点を確保し、増殖し、新たな環境でコロニーを形成しなければなりません。食中毒菌が便の中に排出されないようにするためには、細菌は蠕動のプロセスを停止させる必要があります。細菌は感染すると、われわれの腸を自分に都合のいいように操るというわけです。

外界から進入してくるカンピロバクターのような食中毒菌が害を起こすのはわかりますが、ＳＩＢＯという病気を引き起こす菌は、別に外から侵入してくるわけではありません。もともと腸内細菌として大腸にいる菌です。

しかし、たとえ善玉菌として働いている菌であっても、大腸に存在すべき菌が小腸の蠕動運動が落ちることで小腸に侵入してきて増えると、悪玉菌の働きをします。

もともとガスが増えることに適していない細い小腸の管の中で、腸内細菌が過剰に増殖し、小腸でガスを発生させると、お腹の張り、ガス、下痢や便秘を引き起こします。

ＳＩＢＯには、**口の中にいるべき口腔内細菌が小腸の中に棲みついて増えるタイプ**のＳＩＢＯと、大腸の中にいるべき菌が小腸で増えるタイプのＳＩＢＯがあります。そして大腸型のＳＩＢＯのほうがビタミン欠乏を生じたりして、より重篤だという報告があります。

不動産と同じく、腸内細菌にとって最も重要な問題は「立地条件」になります。

繰り返しますが、細菌が体内の本来あるべき場所にいて、本来するべきことをしているのなら、問題はありません。しかし、細菌が間違った場所に移動すると、問題が発生しかねません。

そうです。敵は外界にあるのではなく、内面にあったのです。

長い間、医師は外に病気の原因を探してきました。

しかし、実は自らの内面、つまり腸内細菌をよく見つめることで過敏性腸症候群の原因がわかってきたのです。

SIBOを引き起こすほかの原因

蠕動の欠如が細菌異常増殖を引き起こすことは前述しましたが、そのほかの細菌異常増殖の原因には、以下のようなものがあります。

①回盲弁（バウヒン弁）の機能不全。回盲弁は小腸と大腸の結合部分で、大腸内の細菌や未消化の食べ物のかけらなどの物質が小腸に逆流して入るのを防ぐ。虫垂炎などの手術で回盲弁の閉まりが悪くなっている患者では、**大腸の菌が小腸に逆流**して小腸内で増えやすい。虫垂切除後のＳＩＢＯ患者には再発が多い。
②膵酵素の分泌障害および膵機能の障害、慢性膵炎。

③胆嚢摘出術（胆汁は胆嚢で濃縮されて初めて抗菌作用を持つが、胆嚢が摘出されると、胆汁酸による抗菌作用が減弱し、腸管の中で細菌が増えることを許す）。
④腸まで広がる子宮内膜症（子宮内膜の異常な成長）。子宮の内膜組織が小腸や大腸の粘膜まで広がり、腸管の狭窄（腸管が狭くなること）をきたすこともある。
⑤クローン病、特に狭窄を伴う場合。
⑥胃酸の不足（胃酸を抑える薬、**ピロリ菌感染による慢性萎縮性胃炎**、胃切除）。
⑦過去の腹部手術による腸の癒着。小腸の構造を変えるような手術。
⑧小腸の憩室、腸管アミロイドーシス、慢性特発性偽性腸閉塞（ＣＩＰＯ）などの消化器疾患。
⑨エイズやＨＩＶ関連の腸の疾患。
⑩全身疾患（糖尿病、肝硬変、甲状腺機能低下症、パーキンソン病、強皮症などの膠原病）。
⑪老化。高年齢、女性、下痢型の過敏性腸症候群でＳＩＢＯが多い。
⑫食生活の乱れ（アルコール、炭水化物の食べすぎ、ストレス、ＩｇＡ低下）。

胃下垂は実は健康に良い

「胃下垂」という言葉をよくご存じでしょう。胃が骨盤のほうまで下がってしまっている状態を胃下垂と呼びます。食事をすると下腹部がポッコリしてしまい、お腹が張ってつらいのは胃下垂のせいだと思っている人がいます。それは間違いです。

世界的な消化器病学の教科書である通称『ボッカス』には、１９４０年代にすでに「胃下垂は病気ではない（病的意義はない）」と記載されているのです。

それどころか、胃下垂は、さまざまな腹部症状に対して抑制的に作用していることが報告されています。胃下垂は健康に良いのです。

胃下垂の人は、そうでない人と比較すると、胃部不快感が少なく、肥満がほとんどなく、血糖値や、血圧や中性脂肪が低く、**善玉のコレステロールであるＨＤＬが高い**など、現代のような飽食の時代にあっては健康に有利に働くことがわかってきました。

では、胃がむかむかしたり、もたれたりするのは、なぜか？　それは「機能性ディスペプシア」という別の病気だったのです。

胃下垂は濡れ衣ということになります。それどころか、胃のバリウム検診を受けた４

胃下垂

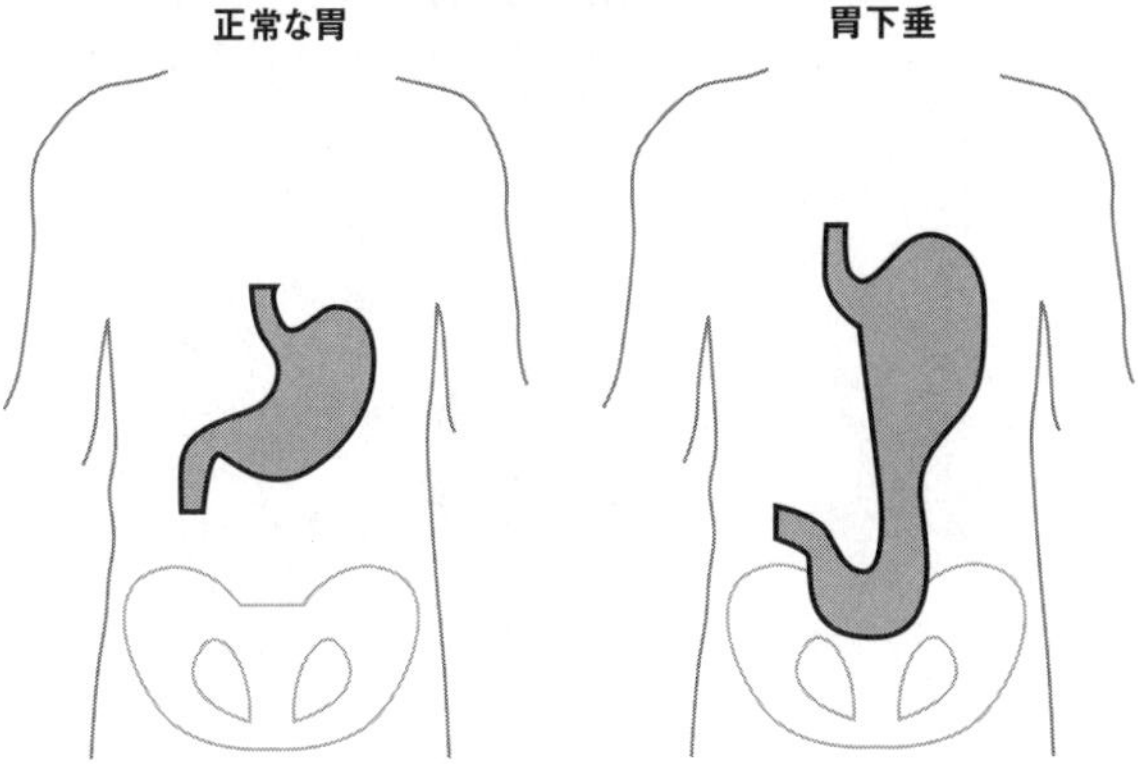

胃下垂は、特に女性の胃の痛みから女性を守ってくれています。ですから、もう「私は胃下垂だから治らないんだ……」と諦めることもありません。おそらくその症状は機能性ディスペプシアという病気で、治療することができます。

一般的な胃と瀑状《ばくじょう》胃《い》の形状の違い

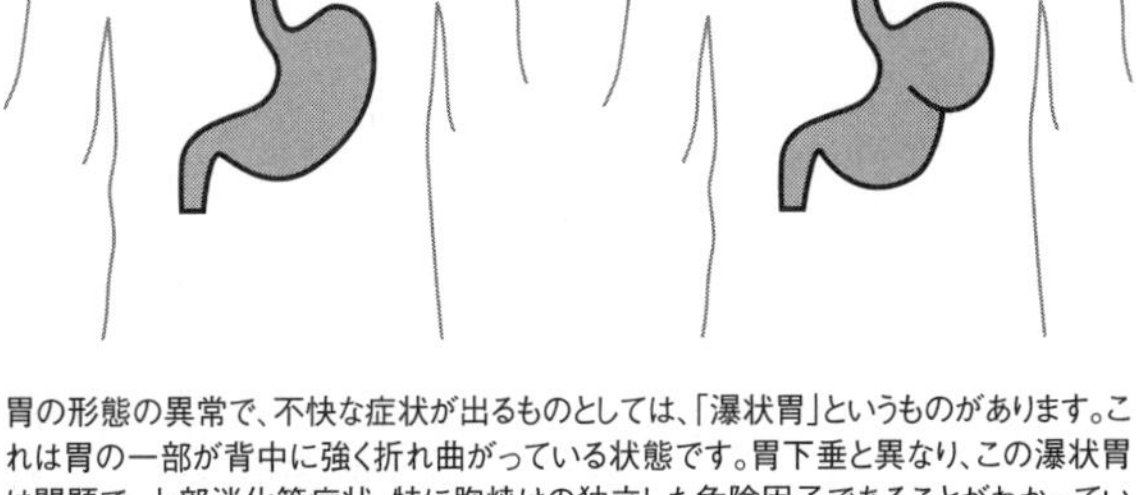

胃の形態の異常で、不快な症状が出るものとしては、「瀑状胃」というものがあります。これは胃の一部が背中に強く折れ曲がっている状態です。胃下垂と異なり、この瀑状胃は問題で、上部消化管症状、特に胸焼けの独立した危険因子であることがわかっています。

万１１６２人の中で胃下垂と診断された人は５％見られたものの、毎回胃下垂を指摘されたかどうかを調べてみると、同じ患者さんで２回とも胃下垂と診断された人は14・４％、３回とも胃下垂と診断されたのは、わずか１・４％、４回受診者ではなんと０％だったのです。

つまり、胃下垂は病的なものではないし、**胃の形態の一時的な変化で、永久的な変化ではなく、ずっと下垂している人は少ない**という結果でした。ましてや、ポッコリお腹やお腹の張りと胃下垂は関係がありません。

本の冒頭でも述べたとおり、このように、胃腸は「常識はずれ」なことが多いのです。

第5章 長年苦しんだ人を救う最新治療

外界と内面を隔てているのは、たった一層の粘膜

ＳＩＢＯになると、細菌の毒素（ＬＰＳ、エンドトキシン）をはじめとする細菌の毒素が腸から漏れて、血液中に漏れ出てしまいます。

血液中に漏れ出る微生物を含む有害物質を、「ＭＡＭＰｓ（Microbiota-Associated Molecular Patterns）」と呼びます。

やっかいな漏れる腸、リーキーガットを生む大きな原因がＳＩＢＯです。

わずか**数十ミクロンのうす皮一枚の腸管の上皮**が体の内と外を分けて、水も漏れないようにしているのが、私たちの腸の壁なのです。もともと腸は、細菌や未消化のタンパク質が腸から侵入してこないように、「バリア機能」を持っています。

まず、大腸の「粘液」は腸の粘膜を腸内細菌の侵入から守っています（左ページ図）。

「腸内細菌の逆襲」から身を守るためには、腸のバリア機能を高める必要があるのです。

腸の粘液の構造

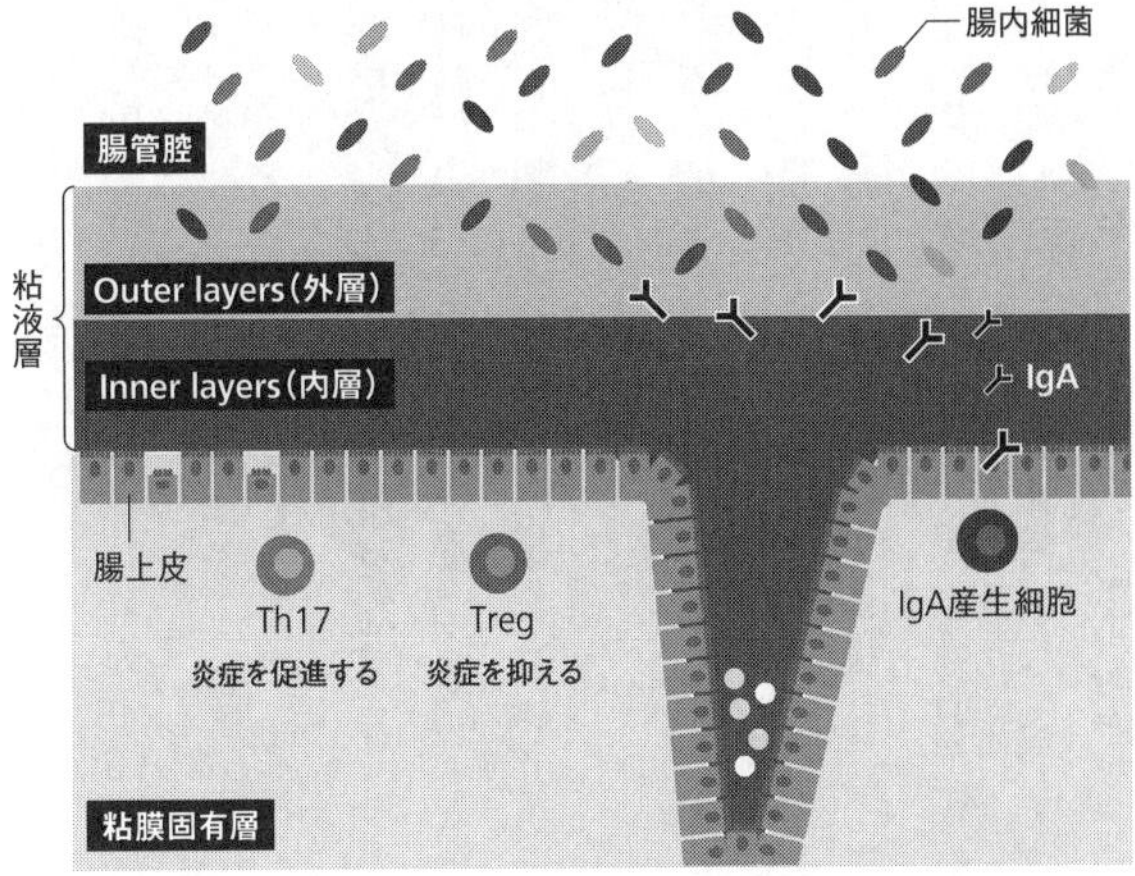

大腸の粘液層は不思議なことに、2層の構造になっています。

腸の粘膜側（内側）の粘液層（インナーレイヤー：Inner layer 内層）は、ムチンからなる、腸内細菌が棲んでいない「非武装地帯」です。そしてその外側の粘液層（アウターレイヤー：Outer layer 外層）には、ある特殊な、ここに棲むことが許されている細菌だけが棲んでいます。

おそらく**人間にとって良いことをしているためにここに共存している**ものと考えられています。

腸内細菌は、外層までは到達できますが、

内層へは到達できません。

外内２層の粘液が、われわれの生体側に細菌が近づき、**腸の粘膜内に侵入してくるのをブロックしている**のです。

西洋食が腸のバリア機能を壊す

われわれの腸を守っている粘液層（ムチン層）ですが、実は、西洋食を食べると、この粘液層が薄くペラペラになってしまうことがわかっています。

西洋食は、「高脂肪食」です。

この脂肪がムチン層を薄くしてしまうのです。そうすると、腸内細菌と、腸の粘膜上皮細胞との距離が近くなり、細菌が生体に肉薄してきてしまいます。

細菌が、腸の粘膜に近づけば近づくほど危ないのです。

糖尿病やメタボの人ほど腸の環境が悪く、ムチン層が薄くなっており、細菌と腸の粘膜との距離が近いことが報告されています。実際、糖尿病患者の約24％には菌血症（細菌が血液中に検出されること）が起こっています。

また西洋食は、脂肪が多いほか、繊維分が少ないのが特徴です。

腸内細菌のエサは、食事中に含まれる食物繊維です。

西洋食ばかりを食べていると、細菌のエサとなる食物繊維が減ります。

腸内細菌の**栄養源が減り、腸内細菌が餓死する**ことになります。

では、飢えた腸内細菌は何を食べるかと言えば、粘液に含まれるムチンを食べるようになるのです。

食物繊維の構造とムチンが持っている糖鎖が似た構造を持っているので、腸内細菌は自分の周囲に食物繊維が減っていると、ムチン層のムチン糖鎖を食べ始めてしまい、ムチン層が破壊されてしまいます。

すると、粘液層がさらに薄くなり、腸内細菌は生体に接近するようになり、腸内細菌が出す、さまざまな有害な毒素（ＭＡＭＰｓ）が腸の粘膜の上皮細胞に作用するようになってしまいます。その結果、腸の粘膜の細胞と細胞の間の接着（タイトジャンクショ

腸のバリア機能

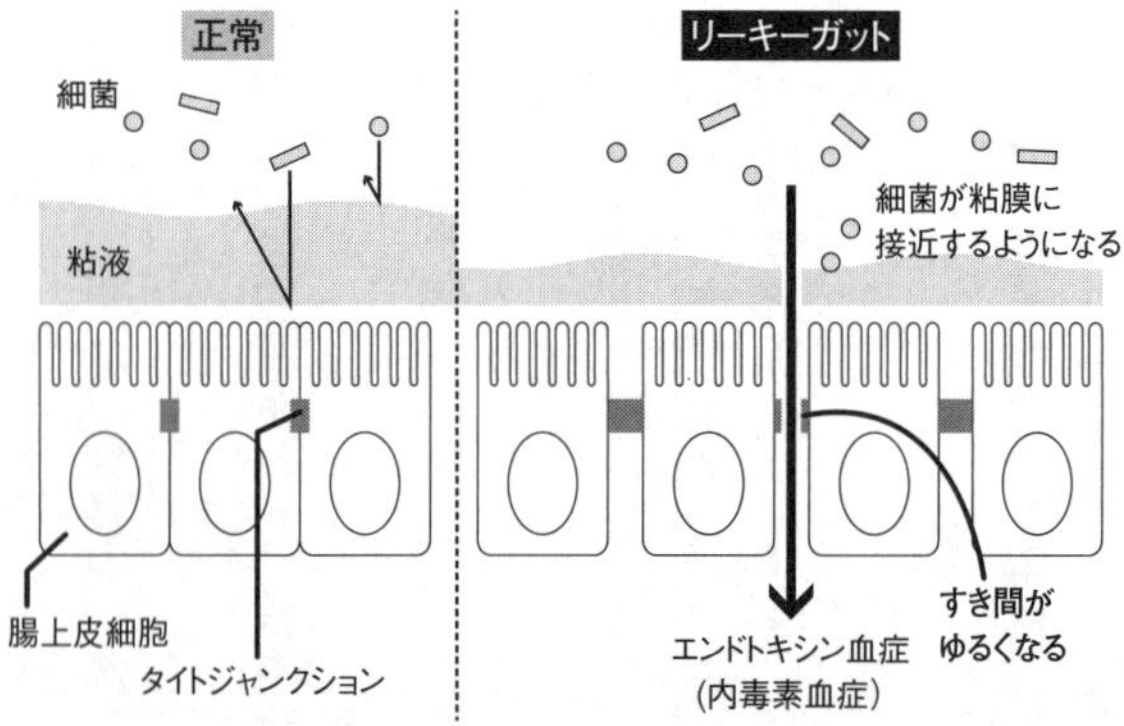

ン）をゆるめて、腸の細胞に「すき間」ができてしまいます（上図）。

「腸管の透過性の亢進」です。つまり、リーキーガットが起こるのです。腸内細菌そのものが**腸の粘膜から進入し、血液中に吸収される**ようになってしまうのです。

実際に、西洋食（ウエスタンダイエット）を食べると、血液中の細菌毒素（エンドトキシン）が高くなることが、消化器病領域のトップジャーナルである『Gastroenterology』誌に報告されています。「西洋食が腸のバリア機能を壊す」証拠です。

さまざまな有害物質が侵入してくると、生体側は「これは異常なことが起こっている」と異常を察知し、さまざまな免疫細胞が粘膜内に引き込まれて、腸に慢性的な炎症を起こすようになります。

慢性炎症が長期間続けば、大腸がんなどの悪性腫瘍につながる恐れがあります。

腸内細菌が作る毒素（ＭＡＭＰｓ）は脳梗塞や心筋梗塞、肝硬変、腎臓病、動脈硬化を生みます。このように腸がさまざまな臓器に影響を与えることを、「臓器《ぞうき》連関《れんかん》」と呼びます。臓器は互いに影響を及ぼし合っているのです。

リーキーガットでは、エンドトキシンを含む微生物由来の腸官内の有害物質が体内に侵入して、全身を循環するようになるのです。悪循環の状態が持続することで、脳梗塞や心筋梗塞などの血管の病気、ＮＡＳＨなどの肝臓の病気など、多様な全身の病気を引き起こします。

逆に、**腸のバリア機能を高めてくれるのが地中海食**です。地中海食は腸を守る酪酸を増やし、動脈硬化物質（ＴＭＡＯ）を下げることがわかっています。

SIBOは腸管バリア機能を壊す

以上のように、腸は、粘液層や、タイトジャンクションなどの「腸管バリア機能」を持っており、細菌が生体内に侵入しないように防御をしています。

しかし、ＳＩＢＯになり、腸管内にあまりに大量の数の細菌が増殖してしまうと、腸のバリア機能が対抗できなくなり、リーキーガットになってしまうのです。これにより、腸内細菌の毒素が全身に循環することで、全身に軽度の「慢性炎症」(Low Grade Inflammation) が持続します。

自覚症状の乏しい、軽度の慢性炎症は、血管を動脈硬化に導き、インスリンの抵抗性を増して**肥満、糖尿病などの生活習慣病**を引き起こし、脂肪肝や肝硬変につながります。さらに、慢性腎臓病の進展などに関係します。多発性硬化症やパーキンソン病や認知症などとも関連し、鬱などメンタルのバランスを崩すのです。

したがって、ＳＩＢＯの症状を改善するためには、このリーキーガットの改善に努める必要があります。

腸のバリア機能を低下させる7つのこと

では、リーキーガットを悪化させるものにはどんなものがあり、注意すべきことはなんでしょうか？

①果糖

リーキーガットを悪化させる大きな要因は、「果糖（フルクトース）」です。果糖は、清涼飲料水にたくさん含まれています。

米国のある大手ソフトドリンクメーカーが、**余ったトウモロコシを発酵させて作ったコーンスターチという果糖**を、砂糖の代わりにジュースに混ぜました。

すると、コーンスターチ入りジュースは爆発的に売れるようになりました。果糖は非常に甘くおいしい味覚を人間に与えます（砂糖の約1・7倍）が、満腹感が少ないため、ついつい大量に飲むことになります。そのうえ、果糖はすぐに肝臓に蓄えられるため、肥満や脂肪肝の原因になります。

そして果糖こそが、腸管の透過性を亢進させ、リーキーガットを生むことがわかっています。

ですから、ＳＩＢＯの人は、果糖（果糖ブドウ糖液糖）を含んだジュースなどを控えることが大切です（ちなみに、果糖はお腹の調子を崩すＦＯＤＭＡＰのひとつでもあります）。

②アルコール　～なぜ酒を飲むと脂っこいツマミを食べたくなるのか？～

アルコール多飲者に胃カメラを行い、十二指腸の組織を採取すると、酒飲みの十二指腸からは大量の細菌が検出されることがわかってきました。つまりＳＩＢＯがあるのです。

人間の体には「天然の抗菌物質」が備わっています。

十二指腸から上部空腸の腸の粘膜は、「レグスリー（Reg3b,g）」という抗菌ペプチドを分泌して、細菌が腸を攻撃して体の中に侵入してこないように守っているのです。しかし、大量に**アルコールを飲むと**、**人間が本来持っている抗菌物質が劇的に減ってしまう**ことでバリア機能が下がり、消化管の中で細菌が増殖し、リーキーガットになるのです。

そればかりか、アルコールは、良い働きをする乳酸菌を減らしてしまい、リーキーガットを生み出すことがわかりました。

アルコールを飲みすぎると、その毒性により、飽和《ほうわ》長鎖脂《ちょうさし》肪酸《ぼうさん》（SLCFA）を作る腸内細菌が死んでしまいます。でも、乳酸菌はほかの腸内細菌が作っているこの飽和長鎖脂肪酸を「エサ」にして生きているのです。このため、アルコールを飲むと乳酸菌が減ってしまい、その結果リーキーガットになってしまうのです。

「酒を飲むと、むしょうに脂っこいツマミが食べたくなる」とは酒場でよく聞く会話ですが、実は生理学的にも正しい話です。なぜならアルコールを飲んでも、**脂っこいツマミに含まれる長鎖脂肪酸をとれば、乳酸菌の減少を抑えることができる**からです。ただ、脂っこいツマミの取りすぎが体に悪影響を及ぼすのは明らかです。

③痛み止め

痛み止めはリーキーガットをもたらします。必要以上に、アスピリンなどの痛み止めを漫然と飲むことは控えましょう。

④歯周病菌

口腔内細菌が腸内細菌に影響を与え、腸を漏れやすくすることがわかっています。

冒頭にも述べましたが、ポルフィロモナス・ジンジバリス(porphyromonas gingivalis)という歯周病菌に腸の粘液が感染すると、腸のタイトジャンクションを構成するTjp1の発現が下がってしまい、リーキーガットになることがわかりました。

つまり歯周病菌は、免疫力を乱し、腸の炎症をひどくするのです。大まかに言うと、腸の中の免疫細胞は、Th17細胞と、Treg《ティーレグ》細胞に分かれます(173ページの図)。Th17細胞は炎症を促進し、Treg細胞は炎症を抑えます。

ポルフィロモナス・ジンジバリスに感染すると腸内細菌叢が変化し、免疫のバランスが崩れ、Th17細胞優位にシフトし、腸炎がひどくなります。

歯科医の指導を仰ぎながら、**歯を清潔に保ち**、**歯周病菌を減らす**ことが大切ですし、食前にも歯磨きをすることで口腔内の有害な細菌や水素ガスを発生させる細菌を飲み込むことも減り、ガスやお腹の張りを軽減する効果もあります。

⑤ストレス

過敏性腸症候群やＳＩＢＯの根本の原因はストレスではないが、**ストレスが症状を悪くすることがある**と説明しました。

なぜストレスが過敏性腸症候群の症状を悪くするのでしょうか？

「人前で話すと電気ショックを与えられるよりも腸が漏れる」という論文がベルギーのヤンタックらにより一流の医学誌である『ＧＵＴ《ガット》』誌に報告されています。

健康なボランティアに、10人くらいの人前でパブリックスピーキングをしてもらったところ、腸管の透過性が亢進し、リーキーガットになったという論文です。

それに対し、電気ショックを与えるような刺激ではリーキーガットにはなりませんでした。

「人前で話すだけで腸が漏れる」ようになるのです。

その程度は、同じくリーキーガットの原因となる痛み止めを飲んだのと同じくらい漏れるようになりました。

対人ストレスがかかると、脳の視床下部からCRH（コルチコトロピンリリーシングホルモン）というストレスホルモンが分泌されます。

CRHが脳から腸に伝わり、腸の粘膜固有層に存在する「肥満細胞」を刺激すると、肥満細胞は「脱顆粒《だつかりゅう》」といって、肥満細胞の中からヒスタミンやトリプターゼを放出します。これらは、炎症細胞を腸に動員し、タイトジャンクションを弱め、腸に炎症を起こします。その結果、腸管のバリア機能が破綻し、腸管の透過性が上がります。つまり、リーキーガットになります。

バリアが壊れると、局所に細菌が腸から侵入して腸に炎症を起こします。するると、脳から腸に届いている神経の末端は炎症を「お腹の痛み」として感じるのです。つまり、「過敏性腸症候群は腸管のバリア機能の障害」とも言えるのです。

過敏性腸症候群の症状に対して花粉症でも使う抗アレルギー薬が効くのは、この**肥満細胞から出るヒスタミンの有害な作用をブロックする**からです。腹痛などの症状が良くならないお腹の「知覚過敏」に悩んでいる人は、抗アレルギー薬を試してみる価値があります。つまり、リーキーガットを癒やすことは、お腹のトラブルを改善することを意味します。

⑥激しい運動

「ウォーキングはしてもいいが走ってはいけない、運動しすぎると腸が漏れる」という論文が出ています。つまり、**運動がリーキーガットを引き起こす**のです。

食事をした後に運動すると、じんましんが出る人がいます。

そのような人は、リーキーガットの可能性があります。

ラーメンやソバを食べた後、お買い物に外出し、階段をのぼるだけでじんましんが出るような人です。

多くは食後2時間以内に運動すると、アレルギーが出ます。

これは、一般的には「食物依存性運動誘発アレルギー」と呼びます。これにも腸のバリア機能が関係しています。

本来腸から吸収されない「ラクツロース」という糖があります。

健康な人に、ラクツロースとピーナッツをとってもらってから運動させると、本来血液中に吸収されないはずのラクツロースが血液中で検出されるようになります。つまり、運動すると腸のバリア機能が壊れ、ラクツロースが腸から吸収されるようになってしまっているということです。

同時に腸のバリアが壊れると、**ピーナッツなどのアレルギーを起こすアレルゲン**も血液中で増えてくるのです。つまり過度な運動は腸のバリア機能を障害し、その結果としてアレルギーを誘発するというわけです。

⑦町中が食中毒に飲み込まれたカナダの大事件

食中毒はSIBOを引き起こします。2000年5月に、カナダのオンタリオ州ウォーカートンの町で発生した事例があります。

農地が水浸しになるほどの大雨のため、流れ出た肥料などの汚染物質が町の水源の井戸にたまりました。結果、約4500人の町民のうちなんと約2300人が、水を飲んだ後に急性の食中毒にかかり、そのうちの6人が死亡、65人が入院しました。

そして3年後、急性胃腸炎を経験した約２３００人のうち、約１０００人がその時点でも慢性的な消化管の疾患に苦しんでいたというのです。

１０００人は該当する町民の50％近い数字に相当します。食中毒などの感染症は「感染性腸炎後過敏性腸症候群」という過敏性腸症候群を引き起こします。すなわち腸内細菌の乱れは一時的ではなく、場合によっては永続的に腸管のトラブルにつながるというい い例です。

ＳＩＢＯの発症において、急性胃腸炎のようなきっかけとなる出来事がはっきりしているケースがかなりの割合（20～35％）を占めていることは、今では科学的に立証されています。

ＳＩＢＯにならないために、まずは**ふだんからよく手を洗い、食中毒を避ける対策を講じるのが大切**です。

細菌と毒素の関係についてわかってきたこと

心臓に「ペースメーカー細胞」があるのをご存じでしょうか。心臓の右心房というところには、心臓の心拍数を決める「洞房結節」という特殊な心臓の細胞の塊があり、ここで心臓の動きを調節しています。

ペースメーカー細胞がうまく働かなくなると、心臓のリズムが狂ってしまい、不整脈が起こり、人工のペースメーカーを挿入しなくてはならなくなります。

心臓にペースメーカー細胞があるのと同じように、腸にもペースメーカー細胞があります。腸のペースメーカー細胞として重要なものには、「カハール細胞」と「ビンキュリンタンパク」があります。

カハール細胞は、消化管の筋肉層に存在し、周期的に膜電位を発生させ、**電気刺激が腸の筋肉に伝わり、リズムどおりに腸は収縮**します。

もうひとつが、ビンキュリンタンパクです。このビンキュリンタンパク質の量がなんらかの原因で低下すると、細胞は伸びたり縮んだりができなくなり、消化管の動きが悪くなってしまうのです。

これらのペースメーカー細胞が障害を受けると、小腸の動きが低下し、小腸に細菌が停滞し、小腸で細菌が異常に増殖してしまうことになります。

小腸のペースメーカー細胞が壊れてしまって数が減ると、小腸の動きが悪くなり、本来は大腸まで押し流されるバクテリアが小腸でとどまってしまい、数が増えてしまうのです。つまり小腸内細菌増殖症（ＳＩＢＯ）が起こり、結果として過敏性腸症候群を発症するのです。

では、なぜ**ペースメーカー細胞が障害を受けてしまう**のでしょうか？

メカニズムを説明します。カンピロバクター菌、サルモネラ菌、病原性大腸菌、赤痢菌などの食中毒を起こす細菌がいます。

これらの菌類に私たちの小腸が感染すると、ＣｄｔＢという毒素を腸の中で放出します。ＣｄｔＢは毒性があるため、人間の体は毒素を「異物」と判断して抗体を産生します。つまり、抗ＣｄｔＢ抗体です。

実は、危険な落とし穴があります。細菌が作り出す毒素であるＣｄｔＢは、構造が人間のペースメーカー細胞であるビンキュリンにとてもよく似ているのです。人間の体は細菌の毒素に対して抗体を作っているうちに、間違って、ビンキュリンに対する抗体（抗ビンキュリン抗体）を作ってしまうのです。一連のどさくさにまぎれてできた抗体は、人間の腸のペースメーカー細胞を破壊します。

これによって、小腸の消化管運動（ＭＭＣ）が障害され、小腸の動きが悪くなります。結果、**小腸の動きが低下すると、本来大腸の中に棲んでいるはずのバクテリアが小腸に逆流してくる**のです。

そして、本来大腸に棲んでいるバクテリアが小腸の中で爆発的に増え、やがて小腸内細菌増殖症（ＳＩＢＯ）が生まれるというわけです。

実際、抗ＣｄｔＢ抗体とビンキュリン抗体が高い人はお腹の調子が悪く、下痢に悩まされていることが多いことがわかっています。タンパク質であるビンキュリンは、ＭＭＣのとき、腸に収縮するように信号を送るものですが、抗体を血液に持っているということは、ビンキュリンがダメージを受けていることを間接的に意味するのです。

そして最もＳＩＢＯを起こしやすい食中毒菌はカンピロバクター菌であり、胃腸炎にかかったとき、**嘔吐がなく下痢だけだった人や女性にＳＩＢＯの発症が多い**ことがわかっています。

規則正しい生活が腸を癒やす

では、リーキーガットを癒やすものにはどんなものがあるでしょうか？

腸の粘液を作ってくれている「次世代善玉菌」（アッカーマンシア・ムシニフィラ）は、糖尿病、クローン病、潰瘍性大腸炎、ＳＩＢＯ（小腸内細菌増殖症）の患者さんで明らかに減っています。

アッカーマンシア・ムシニフィラは腸の粘液層を厚くして、粘膜の透過性亢進を防ぎ、血液中のＬＰＳを低下させて、慢性炎症を抑え、肥満、動脈硬化を防ぎます。

アッカーマンシア・ムシニフィラを増やすのが、「メトホルミン」という薬です。糖尿病薬であるメトホルミンは腸管上皮のタイトジャンクションを正常化することがわかっています。

ほかに、便秘薬である「ルビプロストン」（商品名：アミティーザ）がリーキーガットを改善することがわかっています。また、「亜鉛」の投与がクローン病のリーキーガットを改善することが証明されています。

車も電気も使わず、古くからの暮らしを今も続ける「アーミッシュ」の人びとにはアレルギーがありません。それは、**Ｔｒｅｇ細胞をたくさん持っている**からです。

Ｔｒｅｇ細胞は腸の粘膜の炎症を抑えてくれます。カギは「昔ながらの生活」にあるようです。規則正しい生活が腸を癒やすことがわかります。

そして、これらのＴｒｅｇ細胞を増やし、免疫力を高めてくれるのは、今「デブ菌」などとそしりを受けているファーミキューテス門の細菌です。

ファーミキューテス門の細菌が食物繊維から酪酸を作り出し、Ｔｒｅｇ細胞を生み出します。デブ菌を減らしては、免疫力をかえって落としてしまいます。

オメガ3を積極的にとり、オメガ6を避ける

小腸の粘膜の炎症を抑え、腸を強くする食事、それが魚油（フィッシュオイル）です。サバ、イワシ、サンマ、鮭などに含まれるＥＰＡ、ＤＨＡのオメガ３系の不飽和脂肪酸には小腸の炎症を抑える効果があります。ほかにも、**エゴマ油、亜麻仁油、シソ油がおすすめ**です。魚が嫌いな人はサプリメントで補ってもかまいません。

現代人の割合は、オメガ３：オメガ６の割合が１：20くらいになっていますが、理想的な比率は、１：４程度です。オメガ３が増えると腸管の炎症を抑えられますが、オメガ６が多いと炎症がさらに悪くなります。

アメリカ人がとっているＳＡＤ（Standard American Diet「悲しい食事」とも読める）では、非常に大豆油が多いのが特徴ですが、まさに大豆油こそ、オメガ６が多い油です。ほかにもサフラワー油、ひまわり油、コーン油なども同様で、すぐに酸化しトランス脂肪酸に変化してしまいます。

代わりに、地中海食で使われるオリーブオイルや、ココナッツオイル、ギー（精製したバター）がおすすめです。ほかには鮭は小腸の細胞の骨格となる成分を多く含むため、おすすめです。

カフェイン、グルテン、高ＦＯＤＭＡＰ食、加工された糖、加工食品を避けましょう。
リーキーガットの状態では、腸内細菌が産生する毒素（エンドトキシン）は腸の粘膜を通り抜け、血液中に流入し、門脈という血管を通って肝臓にたどり着きます。非アルコール性脂肪性肝疾患（ＮＡＦＬＤ）という肝炎を起こし、進行すると**非アルコール性脂肪肝炎（ＮＡＳＨ）となり、肝臓がんや肝硬変に進む**ことがわかっています。

　リーキーガットが起こると肝臓に負担がかかるのです。ＮＡＦＬＤは糖尿病が合併することが多く、糖尿病による小腸の運動機能低下がＳＩＢＯを生み、ＳＩＢＯで増える腸内細菌がエンドトキシンを作り出し、腸からしみ出して肝臓を痛めつけるのです。

　そんな肝臓をいたわるためには、水分をよくとり、ブロッコリーなどの抗酸化作用のある低ＦＯＤＭＡＰ（後述）の緑黄色野菜をとりましょう。

腸にあいた穴を埋めよう

傷ついた腸を癒やすのには、骨のスープ（ボーンブロス）が良いことが知られています。骨髄と硬骨を使ったスープです（ＦＯＤＭＡＰ成分の多い膝部などの軟骨性の骨は除く）。骨を煮詰めると、非常に栄養価の高い液体ができます。特に特徴的なことは、**骨スープにはゼラチンが多く含まれる**ことです。

天然のゼラチンは、小腸にあいた穴を埋めるパテのような働きをすることがわかっています。１日１〜４カップの骨スープを飲むようにするといいでしょう。

ＳＩＢＯではビタミンＡ、Ｄ、Ｅ、亜鉛が不足しがちです。また、ビタミンB_{12}を腸内細菌が消費することがあり、不足しがちになるので注意が必要です。

毛髪ミネラル検査で、どの栄養素が不足しているかを調べてもらうようにしたほうがよいでしょう。ミネラルやビタミンの不足は、血液検査よりも毛髪をとってみたほうが長期間の状態がよく把握できるため私のクリニックでも調べています。

もしこれらのビタミンが不足している場合には、筋肉注射で補うことが必要です。口から補ってもＳＩＢＯの患者さんはうまく吸収できないので、注射で補う必要があるのです。

腸管粘膜の再生には「L-グルタミン」が必須であるため、L-グルタミンを服用することも有用です。

良い細菌、それとも悪い細菌？

多くの患者さんから善玉菌についての質問を受けますが、私は、消化管には「良い」細菌とか「悪い」細菌とかいうものは実際には存在しないと答えています。

「良い細菌」という考え方は、プロバイオティクス（健康に好影響を与える微生物）を製造する企業によって作られたものです。

これらの製品が役立つことは、まったくありえないなどと言うつもりはありません。プロバイオティクスを使用した後に**過敏性腸症候群の症状が改善した**と言ってくる患者さんもいますし、あえて反論はできません。

同時に、過敏性腸症候群や消化管の健康全般についても言えることですが、「ある種類の細菌が腸全体の問題を解決する」という単純な主張を正しいとするにはあまりにも腸管は複雑すぎます。

プロバイオティクスのうちで最もよく知られている2つの種類は、アシドフィルス菌とビフィズス菌でしょう。

過敏性腸症候群の患者の便のサンプルを検査したところ、どちらの菌も健康な人に比べると数が少なめであるということが判明しました。

細菌2種の有効論を支持する人たちは、過敏性腸症候群の原因が「良い菌」が不足していることにある証拠だとして飛びつきました。

もし菌の不足が過敏性腸症候群によって引き起こされる唯一の問題ならば、2種類の**プロバイオティクスを補うことで症状の改善に大いに役立つ**はずです。しかし、あいにく研究ではこれを裏づけることができませんでした。

しかも、ほかの研究からプロバイオティクスのサプリメントが必ずしも安全ではないかもしれないとの可能性も指摘されています。

下痢の治療用として大量のプロバイオティクス（アシドフィルス菌）を投与された複

数の子どもが副作用に苦しんだという症例報告があります。また、ある症例では、この過剰投与で子どもが心内膜炎（心臓の弁の感染症）を発症しました。

プロバイオティクスを摂取しすぎた人に**血液感染、すなわち敗血症が見られた**という報告もあります。

また患者さんの中には、今までまったくお腹の不快な症状がなかったのに、ある医師から大量の「善玉菌」のサプリメント（通常量の１００倍量）を数ヶ月間処方された結果、お腹がパンパンに張るようになり、下痢に悩まされるようになったという人がいます。さらに悪いことには、サプリメントを中止しても治らなくなったというのです。なんと医師は「善玉菌はたくさん飲めば飲むほどいいんだ」と言っていたといいます。

実はこのようにプロバイオティクスは万能ではありません。なぜなら、過敏性腸症候群の患者の中には、小腸の中で細菌が増えすぎてしまっている人がいるのです。ＳＩＢＯの小腸では、小腸の動きが悪く、ただでさえ細菌が増えています。加えて、善玉菌を飲んだらどうなるでしょうか？　火に油を注ぐようなものです。

動きの悪い小腸にプロバイオティクスとして細菌を飲むと、細菌が小腸の中で停滞してさらに増え、細菌がガスや多くの代謝産物を作り、さらにお腹の調子が悪くなってしまうのです。

善玉菌投与で頭の調子が悪くなる

ブレイン・フォグの原因は、「D－乳酸アシドーシス」という状態です。

小腸内で腸内細菌が増えすぎると、主に細菌のエサとなる炭水化物の摂取後、増えた腸内細菌が作り出した「D－乳酸」が血液中で増えすぎ、一過性の運動失調やせん妄を起こすことが知られています。細菌が作り出すD型乳酸を人間のLDHという酵素は分解できないため、**乳酸が体の中に蓄積してしまう**のです。SIBOではD－乳酸アシドーシスが起こりやすくなっていることが知られています。

報告によると、ブレイン・フォグの患者さんを調べてみたところ、約47％で小腸内細菌増殖症が見られ、これらの患者は全員がビフィズス菌や乳酸菌のサプリメントを長期間摂取しており、ヨーグルトの摂取者も約37％見られました。

右の患者さんにリファキシミンなどの抗生物質による小腸内細菌増殖症の治療を行い、ビフィズス菌や乳酸菌のサプリメントを中止することで、約70％の腹部症状が改善したうえ、約85％のブレイン・フォグの症状は消失してしまいました。

アメリカ消化器病学会の関連誌に報告されたこの論文では、「プロバイオティクスはビフィズス菌や乳酸菌を大腸まで届けるようにデザインされているとうたわれているが、多くの論文にて確実に証明されてはおらず、実際には小腸の運動機能の低下や酸分泌の低下がある場合、小腸にプロバイオティクスの菌が定着してしまい、小腸内細菌増殖症やブレイン・フォグを引き起こす危険性がある」と結論づけています。

特に**乳酸菌はD-乳酸アシドーシスを作り出しやすい**ので、血液が過剰に酸性に傾き、ブレイン・フォグの患者さんにとっては症状を悪化させる可能性があると述べています。

現在、日本の風潮としては、「善玉菌さえとっておけばいい」「ビフィズス菌や乳酸菌は無条件で体にいい」「プロバイオティクスをとることが腸活」という状態になっています。もともとお腹の調子が悪くない人にとってはそれほど悪影響はないものと考えられますが、やはり上限というものを考慮しないと健康被害につながる可能性があります。

実際に診療をしていると、テレビや雑誌でやっていて、長生きしたいから腸活するんだと、「毎日３食、発酵食品、納豆、ヨーグルト」を一所懸命食べ始めたとたん、お腹がパンパンになって、下痢や腹痛やガスが止まらなくなって受診する患者さんは実に多いのです。医師としては、真面目で一所懸命な人ほどこのような状態になるので、本当に気の毒になってしまいます。

納豆、ヨーグルトなどの食べ物は高ＦＯＤＭＡＰ食といって、小腸で吸収されづらいため細菌のエサとなりやすく、腸の中で急激な発酵を起こします。人によっては**ガスや腹痛、下痢や便秘になる可能性がある**ことを伝えて、極端な食べ方をやめていただくことにしています。

もともとお腹の調子が悪いＳＩＢＯや過敏性腸症候群の患者さんが高ＦＯＤＭＡＰ食をとると、かえって症状が悪くなってしまいます。

適切な人がある種のプロバイオティクスの細菌を過剰摂取せずに服用するなら、消化管の健康にいい影響を与えるかもしれません。

ただ、これらのプロバイオティクスをとることで、お腹が張ったり、ガスが出るようになったり、頭がぼーっとするならば、もともと細菌が小腸の中で過剰である可能性がありますので避けたほうがいいでしょう。

もっと言えば、消化管内では３００〜５００種類の異なる細菌の相互作用が見られます。そこに、１種類の細菌を投与しただけで、**ほかの細菌の影響を相殺できる**とは考えにくいのです。

腸の細菌の組成は共生関係にある細菌が果てしなく複雑に混じり合っています。大きな数のうちの１つや２つを変えるだけでは、どんな消化器系の疾患であろうとも治療効果が生まれうるとは思えないのです。大海の中にコップ１杯のコーラを注いだところで、海の水質に変化が生まれないのと同じです。

呼気検査でSIBOの有無がわかる

小腸内細菌増殖症（ＳＩＢＯ）の有無を調べるのに、現在までのところ行われている検査は呼気検査です。呼気検査は非常に簡便で、苦痛がありません。細菌異常増殖の診断手段として「ラクツロース呼気検査」が有用です。ラクツロースは糖です。私のクリニックは主にラクツロース呼気検査を使用しています。ラクツロースは体に吸収されない唯一の糖で、**5～6メートルの長さがある小腸の最後まで到達する**ことができるからです。

この検査を受ける患者はラクツロースのシロップを飲みます。その後、3時間にわたって20分ごとに吐いた息（呼気）のサンプルを採取します。

飲んだラクツロースのシロップは、すぐに小腸内の細菌と接触します。すると細菌はラクツロースをエサとして食べて消化し、発酵させてさまざまな種類のガス、つまり二酸化炭素、水素、メタン、ときには硫化水素を生成します。

呼気から検出可能なのは水素とメタンだけなので、この2つが腸内のさまざまな細菌の増殖を判定するために測定するガスになります。

健康な人の場合、細菌が最も多く集まっているのは大腸内です。ラクツロースのシロップを飲んでから、それが大腸に到達して**細菌によって発酵されガスを産生するまでにはおよそ2時間**かかります。

つまり、健康な人では糖を飲んでから2時間もしくはそれ以上が経過するまで、呼気検査で細菌によるガス産生による増加は見られないはずです。

呼気検査で小腸内の水素ガスの値が90分もしくはそれより早い時間で上昇し、水素の濃度がベースラインより20ｐｐｍ以上増加していると判明した場合、シロップの溶液が小腸の中で増殖した細菌によって発酵したことにより水素を発生させたと考えます。水素ガスでは20ｐｐｍ以上、メタンガスでは10ｐｐｍ以上増加しているとＳＩＢＯと診断するという基準があります（北米のコンセンサス）。

呼気を調べることで、小腸内で細菌異常増殖が存在することがわかるというわけです。

リファキシミンなしにＳＩＢＯの治療は語れない

呼気検査の結果、細菌異常増殖に陽性の結果が出たならば、私は患者さんにまずは10～14日間の抗生物質を始めてもらいます。

過敏性腸症候群に関係のある、**細菌異常増殖の治療用に勧められる抗生物質は2種類**あります。ひとつは「リファキシミン」です。また、「ネオマイシン」を処方することもあります。

私が、リファキシミンとネオマイシンを推薦する理由は2つあります。

第一の理由は、どちらの薬も小腸内細菌増殖症（ＳＩＢＯ）の根絶に効果的なことが証明されているため。

第二の理由は、この2つの薬はごく微量しか血流に吸収されないからです。リファキシミンは約99・6％が消化管内にとどまり、ネオマイシンの場合は約95％が腸の中にとどまります。

このことは重要なポイントです。より吸収されやすいほかの抗生物質は、血流を通して体のほかの部分に拡散してしまいます。たとえば、小腸で吸収されると肝臓をはじめとするほかの臓器に副作用を与える可能性があります。

しかし、**リファキシミンとネオマイシンはほかのものとは違って消化管内だけに作用する**ため、増えすぎた細菌に、より効果を発揮します。この非吸収性のおかげで、リファキシミンとネオマイシンが体のほかの部分に副作用を及ぼす可能性ははるかに低くなるというわけです。

どちらの薬も、副作用はほとんど見られません。

そのため、たとえば女性の患者が膣カンジダ症を発症する可能性は極めて低いですし、いずれの薬も体のほかの部分の細菌に影響を及ぼすことがないことから、ほかの多くの薬のように時間の経過とともに効果が薄れる大きな原因でもある「細菌の薬剤耐性」の問題を回避できます。リファキシミンとネオマイシンはどちらも、安全性と有効性から小腸内細菌増殖症（ＳＩＢＯ）の治療には理想的な選択肢になっています。

このことは特にリファキシミンに当てはまり、過敏性腸症候群治療の有効性に関して実施した研究でも明らかになっています。

87人の患者を対象にしたその研究では、２つの素晴らしい発見がありました。まず、研究では、10日間のリファキシミン投与コースを１回行った後に過敏性腸症候群患者の症状の大幅な減少が実証されました。

何よりも重要なのは、**症状の改善が治療後も２ヶ月間にわたって続いた**ことです。これは薬の継続的な投与を必要としない初めての過敏性腸症候群治療法で、過敏性腸症候群の原因そのものである小腸内の細菌異常増殖を治療しているという証拠でもあります。

リファキシミンは、ＦＤＡが旅行者下痢症の治療用として認可していましたが、さらに２０１５年、米国ではＦＤＡが過敏性腸症候群に対しての使用を認めています。特に小腸内細菌増殖症（ＳＩＢＯ）を伴う過敏性腸症候群に効果的だとわかっています。

一般的に、通常の抗生物質は腸内細菌を攪乱《かくらん》させる悪者としてのイメージが強いものです。ですから、お腹の調子が悪いのにさらに抗生物質を使うのか、といぶかる方もいるかもしれません。

ただ、小腸内に過剰に増殖してしまった細菌を食事や運動だけで減らすことは至難の業です。そこで漫然と長期間抗生物質を使用するのではなく、短期間のみリファキシミン投与を行うことで、**いったん腸内細菌の数をリセット**してしまえば、投与後また細菌が増えてきても良い腸内細菌バランスが保たれると考えられています。

実際、どんな治療を受けても改善が見られなかった過敏性腸症候群の患者さんが、小腸内細菌増殖症（ＳＩＢＯ）だということがわかりリファキシミン投与を受けると、1回の治療で改善し、その後再発もない患者も多く見られます。ＳＩＢＯに対するリファキシミンの有効率は約70・8％もあります。

エレンタールは好酸球性胃腸炎にも効果がある

ＳＩＢＯの治療に、次の一手として効果的な栄養剤があります。

エレンタールは成分栄養剤で、ビタミン、ミネラル、必須脂肪酸、そのほかわれわれの体が正常に機能するために必要な栄養素の1日当たりの推奨摂取量すべてを含んでいます。エレンタールは、あらかじめ完全に消化されたタンパク質、脂肪、炭水化物から成り立っています。

タンパク質の代わりに、タンパク質を作るもとになるアミノ酸を含んでいます。また、体が必要とする脂肪酸と、グルコース（ブドウ糖）の形での炭水化物も含んでいます。グルコースは単糖で、人体にとても吸収されやすいため、小腸内の細菌のエサ（栄養）になるような分がほとんど残らないのです。

つまり、エレンタールだけで暮らすと、**小腸内で過剰に増えた細菌のエサがなくなり、小腸の細菌が飢えて数が減ってくれる**というわけです。

エレンタールは、必要なら、人間がそれだけで長期間生きていけるように作られています。あらかじめ消化された状態のため、消化管に極めて優しいし、吸収しやすい。エレンタールだけで暮らすと、その間、消化管は休むことができるのです。

エレンタールに含まれている成分は、ほぼすべてが消化管の最初の約60センチメートル以内、すなわち、細菌異常増殖が発生する領域に到達するはるか前（口側）で吸収されてしまいます。

クローン病に保険適応があり、私の患者でもクローン病を持ったプロのサッカー選手がおり、通常の食事をとると小腸に潰瘍ができてしまうため、エレンタールだけで暮らし、元気に活躍しています。サッカーという激しいスポーツをする選手でも、エレンタールを十分量とれば、体重が落ちたり、栄養不足になることもありません。

１９７０年代から実施されていた調査で、**エレンタールと水だけからなる食事**で全体的な腸管内の細菌過多の状態を大幅に減少できることが明らかになっています。

１００人以上の過敏性腸症候群患者を対象に実施した検査では、エレンタールによる食事療法を２週間続けた後、細菌異常増殖が80～85％で根絶されていたことから、これが細菌異常増殖への最も有効的な対処法のひとつだとわかっています。

実際、私は過敏性腸症候群と細菌異常増殖の患者さんをエレンタールで治療し、成功例をたくさん経験しています。

エレンタールの素晴らしさは、小腸内の細菌を減らしてくれるだけではありません。「好酸球性食道炎」や「好酸球性胃腸炎」に効果があるのです。

私は小腸内細菌増殖症を伴った好酸球性胃腸炎の患者さんを、エレンタールを使って治したことがあります。

どんな治療をしても改善しないということで大学病院の消化器内科医から患者さんをご紹介いただきましたが、エレンタールを使って劇的に良くなり、大変喜ばれました。

あまり知られていないのですが、好酸球性胃腸炎、好酸球性食道炎患者の大部分は、エレンタールによる成分栄養療法を1ヶ月ほど行うと大部分が改善（寛解状態になる）することがわかっています。

好酸球性胃腸炎や好酸球性食道炎の病気の本質は、**食べ物の中に含まれているアレルゲン（成人では小麦とミルクが多い）**によって引き起こされている「遅延型のアレルギー反応」であることがわかってきています。

通常アレルギーと呼んでいるアレルギーは、「即時型アレルギー」と呼ばれ、食べるとすぐに皮膚にぶつぶつが出たり、息苦しくなるのでわかりやすいのです。ところが遅延型のアレルギーは食べてから少し時間が経ってから起こるため、アレルゲンがわかりづらく、通常のＩｇＥ抗体検査や皮膚のプリックテストでも、明らかな異常が見られないことも多いのです。

エレンタールは、ほとんどアレルギーの原因にはなりません（抗原性がない）ので、エレンタールだけ食べてもらい、ほかのものを食べないで過ごしてもらうと、食物抗原はまったく排除することができるのです。

実は、過敏性腸症候群と考えられていた人が、このような何らかの**食物アレルギーや食物に対する不耐症**であることがあります。

アレルギーの要素が大きい過敏性腸症候群の患者さんには、抗原性の少ないエレンタールは有効な治療法だと考えられます。

それだけエレンタールは、安全な栄養剤ということです。

第6章

最良最強の食事療法「低FODMAP食」

細菌においしいエサを与えるな

食事療法の重要な戦略は、細菌が喜んで食べるような食べ物を避けることにあります。このためには総じて小腸で消化・吸収されにくい糖を排除することになります（ただし、消化管の最初の60センチメートルほどですぐに吸収される通常のグルコースは除く）。なぜなら、細菌にとって最も重要な栄養素が糖なのです。

小腸でなかなか吸収されない糖質を含んだ食事をとると、この糖は人体に吸収されず小腸の中で浮遊し、細菌のエサとなり、しかも細菌はこの糖を急激に発酵させ、ガスを発生させるのです。

ゆっくり発酵が起こるセルロースなどは、あまり症状を悪くさせませんが、主にある種の炭水化物は特に急激に発酵を起こし、ガスや下痢の症状を起こします。

そのため、ＳＩＢＯの患者にすすめられるのは、低炭水化物の食事療法です。

具体的には、**パンやパスタなどの小麦製品、豆類、牛乳をはじめとする乳製品**に含ま

小腸で吸収されにくい糖質FODMAP

F Fermentable
発酵性の糖質

O Oligosaccharides **オリゴ糖**	**●ガラクトオリゴ糖** レンズ豆、ひよこ豆などの豆類に含まれる。 **●フルクタン** 小麦や玉ねぎなどに含まれる。
D Disaccharides **二糖類**	**●二糖類に含まれる乳糖（ラクトース）** 牛乳、ヨーグルトなど高乳糖食に含まれる。
M Monosaccharides **単糖類**	**●果糖（フルクトース）** フルーツやはちみつなどに含まれる。
And	
P Polyols **ポリオール**（糖アルコール）	**●キシリトール、ソルビトール、マンニトールなど** フルーツやきのこ類、カリフラワーなどに含まれる。

れる二糖のラクトース（乳糖）、腸から吸収しづらい果糖、人口甘味料を含むポリオールなどの糖質を避ける食事です。

これらの、**小腸でほとんど吸収されない**ために、細菌のエサとなって急激な発酵を起こす糖質を総称して、「FODM《フォドマ》AP《ップ》」と呼びます（上図）。

FODMAPは腸内細菌にとってファストフードのようなものです。そして、このFODMAPを避けた食事法を「低FODMAP食」と呼びます。

低FODMAP食は、ちまたで言われている「腸内細菌にエサを与えて、腸内細菌を増やそう」という一般的な「腸活」とはまったく逆の食事法です。

今までの医師は、お腹が張ったり、下痢をしたりとお腹の不調で悩む患者にも、「じゃあ、ヨーグルトをとって、ゴボウやアスパラガスなどの食物繊維をたくさんとって、納豆やキムチなどの発酵食品をとりましょう」という一律の指導をしてきました。

しかし、ＳＩＢＯの患者にとってこれらはみな腸内細菌のエサとなり、**小腸で増えている細菌をさらに増やしてしまう、逆効果な食事**なのです。

低ＦＯＤＭＡＰ食は、もともとオーストラリアのモナッシュ大学で過敏性腸症候群の患者さん用に開発された食事法です。

ただ、低ＦＯＤＭＡＰ食は、潰瘍性大腸炎やクローン病の患者さんの症状を軽くすることもわかっています。さらにＳＩＢＯの患者さんにも応用できるのです。

人間にはゼロカロリーでも、細菌には高カロリー

万人の腸に良い食べ物はありません。特にお腹の調子が悪い人にとってはなおさらです。それは、**人の腸内細菌は指紋のように多様で、それぞれ違う**からです。
同じものを食べたとしても、腸の中でどのような反応が出るかは、持っている腸内細菌次第です。これからの時代には、紋切り型の指導ではなく、ひとりひとりの患者に合った、いわばオーダーメイドの食事療法が必要なのです。

過敏性腸症候群の患者さんは、一般の人たちの大部分と同様に、ラクトース（乳糖）を消化しにくい「乳糖不耐症」である人が多いです。研究によると、ラクトースを摂取して膨満感などの問題を引き起こす小腸の細菌が乳糖不耐症の原因だということも示されています。

ラクトースは体が消化して吸収できるようになるまでに、長さ5～6メートルの小腸全体を通過しなければならないため、小腸の奥に潜む細菌が摂取するには理想的な糖です。

しかし、ほとんどの場合、細菌が根絶されればラクトースと関係する細菌がもはや存在しなくなるので、患者がラクトースを含む食べ物を摂取しても、症状はほとんどと言っていいほど出ません。しかし、**ラクトースを含む食べ物をとり続けると、細菌の復活を促す**ことになる可能性がありますので、ラクトエイド牛乳（ラクトースがあらかじめ除去されている）を選ぶことをおすすめします。日本では「アカディ」（雪印メグミルク）という大部分の乳糖を取り除いた牛乳を手に入れることができます。

　砂糖の代用になるスプレンダなどの人工甘味料もとらないことをすすめます。人工甘味料は低カロリーまたはゼロカロリーの砂糖の代用品として宣伝されています。理由は、人間には消化できない糖だからです。人間にとっては、消化吸収できないので、たしかに食べてもゼロカロリーかもしれません。

　しかし、人間が食べても吸収されない代わりに、小腸で過剰に増えた細菌はそれらを食べて、増殖し続けることになります。

　つまり、砂糖の代用品（スクラロースやソルビトールなど）は、「あなたにとってはゼロカロリー、あなたの腸の細菌にとっては１００％のカロリー」なのです。「人工甘味料が腸内フローラを攪乱させる」という論文がたくさん出ています。なるべく自然のものを食べましょう。

キシリトールガム（砂糖不使用のチューインガム）を食べるとお腹が張ったり、下痢が起こる理由でもあります。欧米では「チューインガム下痢」と呼ばれています。

「食物繊維を多くとれ」はウソ

今まで医師が指導してきた過敏性腸症候群の人向けの食事療法は、腸の運動性を増加させて便秘を解消するために、食物繊維を多く含む食べ物を摂取するとともに**水分をたくさんとることをすすめる**ものでした。

加えて患者さんは、ほとんどの人がしているような1日3回のしっかりとした量の食事ではなく、1日に5～6回、少なめの量の食事を回数多くとるのがいいというアドバイスを受けていました。残念ながら、これらの食物繊維を多く含む食事と、食事の回数を増やすこと（間食）はいずれも、ほとんどの過敏性腸症候群の患者さんには逆効果でした。

食物繊維の問題は、人間には消化できない炭水化物鎖から成ることです。未消化の食物繊維サプリメントは大腸まで到達し、細菌が発酵させて膨満感を生み出します。

私は、大便のかさを増やすことを意図した食物繊維のサプリメントの代わりに、低ＦＯＤＭＡＰの**果物や野菜に自然に見られる適量の食物繊維を含んだ食事を推薦**しています。ＳＩＢＯや過敏性腸症候群の人は、「消化されにくいもの」を食べてはいけないということです。

1日3食よりも多い回数の食事をとることも、過敏性腸症候群の人には問題を引き起こします。なぜかと言うと、小腸から食べ物の残りかすや細菌を取り除く蠕動の仕組み（ＭＭＣ）が、食べていないときにしか起きないからです。

1日当たりの食事の回数を増やしたり、間食をしたりすると、体が適切な蠕動を生み出すための時間が少なくなり、小腸内の細菌にとってはコロニーを維持することがたやすくなります。

たとえれば、24時間営業のレストランでは次々にお客さんが入ってくることでお掃除が不十分になり、汚くなってしまうのと同じです。食事をしない時間を作らないと、腸はお掃除運動ができなくなり、小腸に細菌が繁殖することにつながるのです。

私が過敏性腸症候群の患者さんにすすめる食事療法は、細菌が増えている小腸の部分からできるだけ離れた、腸の初めの部分（十二指腸に近いほう）で栄養素のほとんどが吸収されるように、消化しやすいものを食べることです。前述の成分栄養（エレンタール）の部分で説明したことを思い返してください。

できるだけ小腸の上部で吸収されるような食べ物を食べれば、小腸の末端部、つまり「終点」に近いほうまで届く「細菌のエサ」が少なくなります。そうすれば細菌がエサを食べて増えることを防止できます。ある程度のかさがある適切な大便の形成のためには、食事にいくぶんかの繊維質が含まれているべきですが、多すぎても逆効果ですし、**吸収されやすい食べ物が中心になる**ようにするべきです。

吸収されにくい食べ物は、小腸の「終点」近くに生息する細菌にとって格好の燃料源になってしまうため、ＳＩＢＯがある人は最小限に減らすか、食事から完全に排除するべきです。なるべく多種類の、低ＦＯＤＭＡＰの野菜をとるようにすればよいでしょう。

また、一日を通して適度な水分摂取は大切です。食事に十分な水分が含まれていなければ、正しい腸の運動を生じさせることが難しくなります。健康な腸の運動がなければ、消化管内での細菌の増大がより発生しやすくなります。

食事をするのは1日3回に限定し、間食を一切とらないことが重要です。これにより食事と食事の間が3～5時間空き、その間のスナックや水以外の甘い清涼飲料水を避ければ、小腸の蠕動機能（ＭＭＣ）を発生させることができます。

細菌異常増殖が起きやすい患者の場合は、蠕動機能がうまく働いていないことがわかっています。小腸から食べ物の残留物や細菌を取り除く時間を腸に与えるために、**食事と食事の間に3～5時間は小腸を休ませる**ことが大切なのです。

以下に示す指針は、細菌異常増殖の最も効果的な減少および予防のための食べ方に関するものです。

具体的には「低FODMAP食」と呼びます。

治療を終了してSIBOを根絶させた後にも、高FODMAP食は避けるべきです。必ずや、**SIBOの再発を最小限に抑える**ことができます。

低FODMAP食で元気な腸を取り戻す

過敏性腸症候群に対する食事療法として、欧米で「低FODMAP食」が脚光を浴びています。

低FODMAP食は過敏性腸症候群症状を改善するための、科学的根拠を持つ初めてのプログラムであり、さらに炎症性腸疾患（潰瘍性大腸炎、クローン病）の腹部症状も軽減します。また、セリアック病（完全グルテンフリー食も併用）やSIBO、運動誘発性胃腸症候群（後述）などにも応用できます。

このプログラムを指導すると、特にSIBOや過敏性腸症候群の患者の生活の質が改善します。また低FODMAP食の導入によって過敏性腸症候群の患者に見られる大腸

低FODMAP食事法の進め方

まず吸収されにくい糖質を多く含む高FODMAP食品をやめて、
お腹の症状をなくします。それから再び高FODMAP食品をとることで、
本当に自分に合わない糖質とそれを含む食品を見つけます。

1 3週間、すべての高FODMAP食品を避ける

高FODMAP食品を3週間完全に除去すると、お腹のさまざまな症状やこれまで感じていた張りや痛み、ゴロゴロ感などの不快感やノイズが消え、「お腹の声」がよりはっきりと聞こえるようになります。

STOP!

高FODMAP(3週間)

↓

2 糖質ごとに高FODMAP食品を試す

4週目からは、ひとつの糖質を含む高FODMAP食品を再開します。そうすることで、わざとお腹の症状を誘発するのです。3週間高FODMAP食品を除去した後なので、いつもより症状がはっきりとわかります。

CHALLENGE!

4週目:フルクタン
5週目:ガラクトオリゴ糖
6週目:乳糖
7週目:果糖
8週目:ソルビトール
　　　マンニトール

↓

3 お腹の様子をチェックする

3週間やめていた自分の腸に合わない糖質が急に入ってくると、お腹がびっくりしたような状態になります。ふだんより腹痛や下痢、お腹のガスなどの症状がはっきりとわかるはずなので、自分のお腹の様子に気を配り、「傾《けい》腸《ちょう》」して、どの糖質が合わなかったか記録しておきましょう。症状が出たら、そのFODMAP食品は食べないようにしましょう。

CHALLENGE!

パン(フルクタン)を食べる

- □お腹の張り
- □お腹の痛み
- □便の状態、回数などを「傾腸」する

↓

最終目標 自分のお腹に合わない高FODMAPを見つける

この食事法を行い、「傾腸」して「自分に合わない糖質」を見つけましょう。
反対に、「食べられる高FODMAP食品を見つけてやろう」ぐらいの気持ちで行うと楽しめるでしょう。

低FODMAP食と
典型的な家庭食摂取後のお腹の症状

A.お腹の調子が悪い人たち

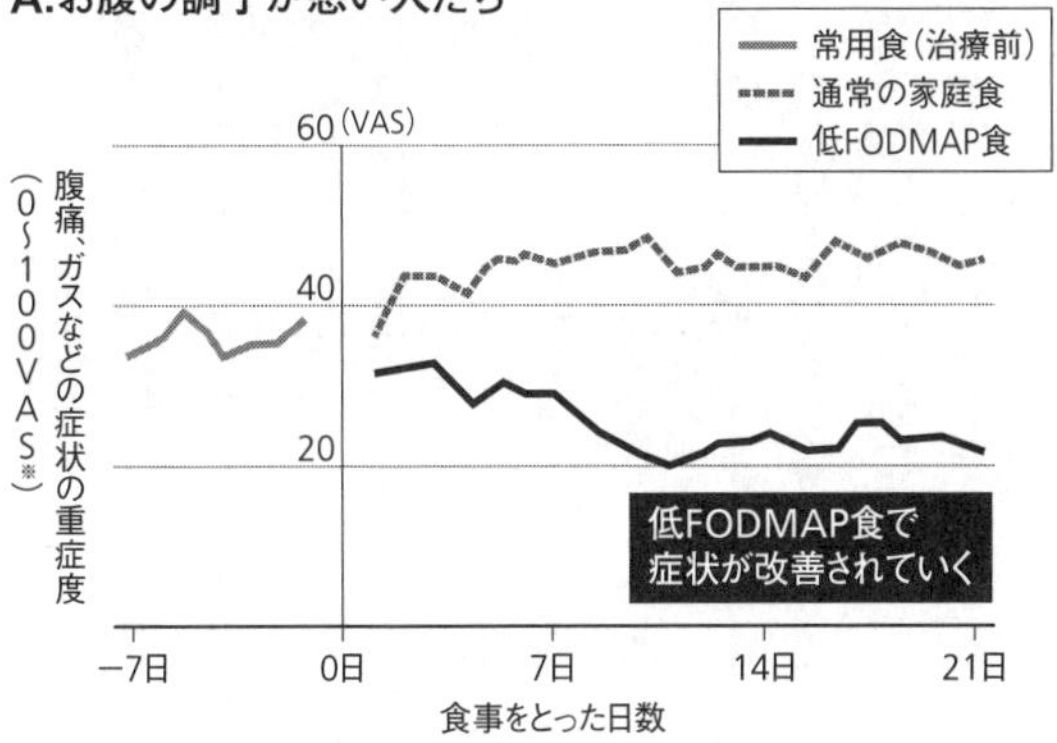

B.お腹の調子が悪くない人たち

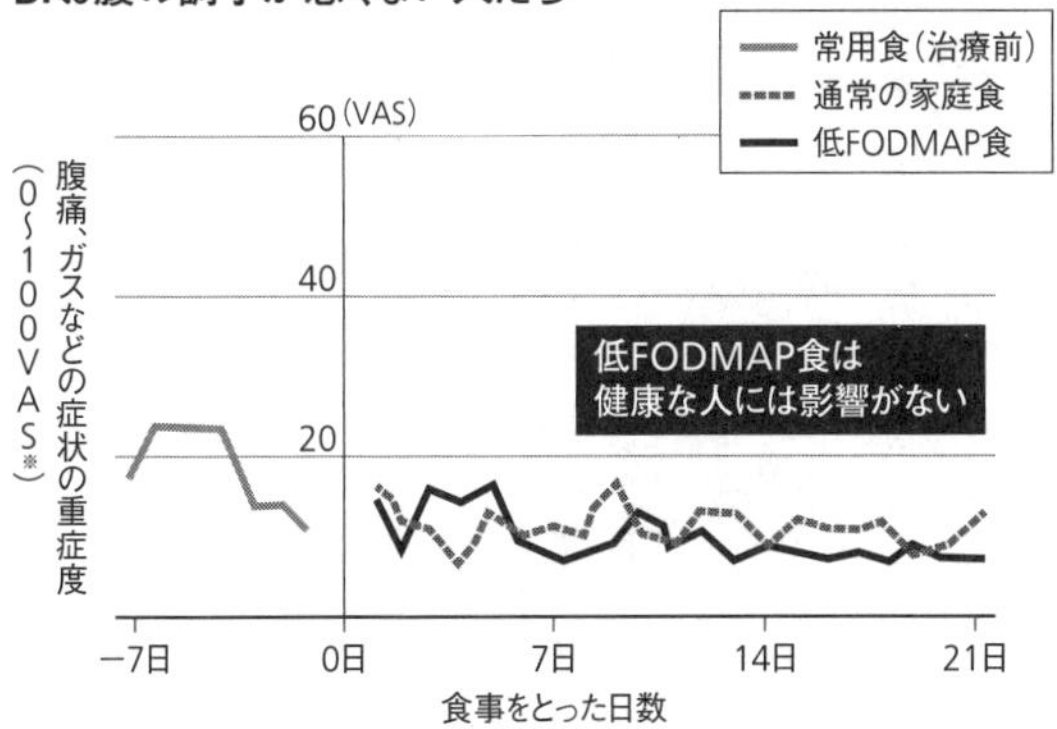

（Haimos EP et al. 2014より引用）

※VASとは、「a 100-mm Visual Analogue Scale」のこと。数値が高いほど症状は悪くなる。

内セロトニン細胞の減少が正常化するという病理学的検討も報告されています。

・過敏性腸症候群の患者さんの食事療法（２２４ページ）

①すべての高ＦＯＤＭＡＰ食を、３週間中止する。この除去期間は低ＦＯＤＭＡＰ食だけを食べる。

②21日間のＦＯＤＭＡＰ除去を行うことで約75％の過敏性腸症候群の患者さんの腹部症状は軽減する（２２５ページのグラフ）。

③３週間の**ＦＯＤＭＡＰ除去期間の後、高ＦＯＤＭＡＰ食の再導入をする**（チャレンジテスト）。食べてみて、下痢や腹部膨満、腹痛が出るかどうか、食事日誌をつけながら観察し、食べると調子が悪くなるＦＯＤＭＡＰ成分ならびに食べても問題ないＦＯＤＭＡＰ成分を見きわめ、耐性がないＦＯＤＭＡＰ成分を控えて日常生活を送るようにする。ＦＯＤＭＡＰ成分に対する腸の耐性には個人差が強く、人によって食べられるＦＯＤＭＡＰ成分もあるのです（フルクタン〔パン〕は食べられるがガラクトオリゴ糖〔豆類〕は食べられないなど）。すべての高ＦＯＤＭＡＰ食を食べられないわけ

高FODMAP／低FODMAP食品一覧表

穀物			
高FODMAP		低FODMAP	
・大麦 ・小麦 ・ライ麦 ・パン （大麦、小麦、ライ麦） ・ラーメン（小麦） ・パスタ ・うどん ・そうめん ・クスクス（小麦） ・とうもろこし ・ピザ	・お好み焼き ・たこ焼き ・シリアル （大麦、小麦、オリゴ糖、ドライフルーツ、ハチミツを含むもの） ・ケーキ ・パイ ・パンケーキ ・焼き菓子 など	・米、玄米 ・米粉類 ・そば（十割） ・グルテンフリーの食品 ・オート麦 ・シリアル （米、オート麦） ・タコス ・スターチ ・ポップコーン ・タピオカ	・ポテトチップス （少量） ・オートミール ・コーンミール ・こんにゃく麺 ・ビーフン ・フォー など

野菜、いも			
高FODMAP		低FODMAP	
・アスパラガス ・豆類 （大豆、さやえんどう、ひよこ豆、レンズ豆、あずき） ・納豆 ・ゴーヤ ・ねぎ ・玉ねぎ ・にんにく ・にら ・カリフラワー ・ゴボウ ・セロリ	・キムチ ・きくいも ・さつまいも ・マッシュルーム ・らっきょう ・ちりめんキャベツ （サボイキャベツ） ・たろいも など	・なす ・トマト、ミニトマト ・ブロッコリー ・にんじん ・ピーマン ・とうがらし ・ほうれん草 ・かぼちゃ ・きゅうり ・じゃがいも ・しょうが ・オクラ ・レタス ・たけのこ	・ダイコン ・もやし ・チンゲン菜 ・白菜 ・かぶ ・キャベツ ・ヤム芋 ・ズッキーニ ・パセリ ・ラディッシュ ・オリーブ ・パクチー ・モロヘイヤ など

Monash Universityなどの資料をもとに著者が作成（無断転載を禁ず）

調味料、その他	
高FODMAP	低FODMAP
・ハチミツ ・オリゴ糖 ・コーンシロップ（果糖ブドウ糖液糖としてジュースに入っている） ・ソルビトール、キシリトールなどの甘味料 ・アップルソース ・トマトケチャップ ・カスタード ・バーベキューソース ・カレーソース ・ブイヨン ・缶詰のフルーツ ・固形スープの素 ・絹ごし豆腐 ・バルサミコ酢 ・豆乳（大豆由来） など	・マヨネーズ（小さじ3杯まで） ・オリーブオイル ・酢 ・缶詰のトマト ・ココア ・ココナッツオイル ・魚油 ・キャノーラ油 ・オイスターソース ・ウスターソース ・ピーナッツバター ・木綿豆腐 ・メープルシロップ ・味噌 など

乳製品など	
高FODMAP	低FODMAP
・牛乳 ・乳糖を含む乳製品全般 ・ヨーグルト ・アイスクリーム ・クリーム類全般 ・ラッシー ・ミルクチョコレート ・ホエイチーズ ・プロセスチーズ ・カッテージチーズ ・ブルーチーズ ・クリームチーズ ・プリン ・コンデンスミルク など	・バター ・マーガリン（牛乳を含まないもの） ・ラクトフリー（乳糖が入っていない製品） ・アーモンドミルク ・ブリーチーズ ・バターチーズ ・カマンベールチーズ ・チェダーチーズ ・ゴルゴンゾーラチーズ ・パルメザンチーズ など

※硬めのチーズは低FODMAPであることが多い。乳糖が多いチーズは避けるとよい

フルーツ	
高FODMAP	低FODMAP
・りんご ・すいか ・あんず ・もも ・なし ・グレープフルーツ ・アボカド ・ライチ ・柿 ・メロン ・西洋なし ・パパイヤ ・さくらんぼ ・干しブドウ ・プルーン ・ざくろ ・ブラックベリー ・いちじく ・グアバ ・すもも ・プラム ・マンゴー ・これらを含んだジュース ・ドライフルーツ など	・バナナ ・いちご ・ココナッツ ・ぶどう ・キウイ ・オレンジ ・みかん ・レモン ・キンカン ・パイナップル ・ザボン ・ライム ・ラズベリー ・ブルーベリー ・クランベリー ・スターフルーツ ・ドリアン ・ドラゴンフルーツ など

飲み物	
高FODMAP	低FODMAP
・アップルジュース ・マンゴージュース ・オレンジジュース ・なしジュース ・フルーツジュース※ ・レモネード（加糖） ・ウーロン茶 ・ハーブティー（強いもの） ・麦芽コーヒー ・シリアルコーヒー（穀物飲料） ・チャイ ・カモミールティー ・ハチミツ入りジュース ・エナジードリンク ・マルチビタミンジュース ・ポートワイン ・ラム酒 ・シェリー酒 ・甘いワイン ・甘いスパークリングワイン ・りんご酒 など	・紅茶 ・コーヒー（ストレート） ・緑茶 ・レモンジュース ・ライムジュース ・クランベリージュース ・ビール ・ジン ・ウォッカ ・ウイスキー ・甘くないワイン ・甘くないスパークリングワイン ・タピオカティー ・ペパーミントティー ・チャイ（薄いもの） ・水、ミネラルウォーター ・白茶（ホワイトティー、中国茶） ・日本酒 など

※高FODMAPフルーツのジュースを指す。ただし、低FODMAPフルーツジュースの中でも「果糖ブドウ糖液糖」「高果糖液糖」という甘味料が添加されたジュースは高FODMAP

肉、魚、卵、ナッツ、スパイス	
高FODMAP	低FODMAP
・ソーセージ ・カシューナッツ ・ピスタチオ ・アーモンド（20粒以上） ・あずき ・わさび ・あんこ ・きな粉 など	・ベーコン ・ハム ・豚肉 ・牛肉（赤身） ・鶏肉 ・羊肉 ・魚介類（エビ、サーモン） ・卵 ・七面鳥 ・アーモンド（10粒以下） ・ヘーゼルナッツ ・くるみ ・ピーナッツ ・栗 ・松の実 ・かぼちゃの実 ・ミント ・バジル ・カレー粉 ・チリパウダー ・パプリカパウダー ・唐辛子 など

Monash Universityなどの資料をもとに著者が作成（無断転載を禁ず）

※高FODMAP食品のすべてがSIBOや過敏性腸症候群の人に合わないのではなく、合わない食品は個人個人の体質によって異なります。「低FODMAP食事法」を試して判断しましょう。

ではありません。

ただし、過敏性腸症候群でも、高度なＳＩＢＯを持っていることがわかった患者さんでは、より厳格な糖質全般の制限が必要になることも多く、なかなか低ＦＯＤＭＡＰ食だけでは改善しないこともあります。ＳＩＢＯがあれば、リファキシミンなどの抗生剤や成分栄養（エレンタール）による治療を受けることをおすすめします。

なお前述のとおり、低ＦＯＤＭＡＰ食は過敏性腸症候群以外にも、炎症性腸疾患（潰瘍性大腸炎とクローン病）の症状を軽減することが多数報告されています。潰瘍性大腸炎やクローン病患者で、腸管粘膜の炎症は寛解しているのにもかかわらず腹部症状が残る患者には、低ＦＯＤＭＡＰ食を指導する価値があります。

なぜなら、潰瘍性大腸炎患者の３分の１以上、**クローン病患者の２分の１以上は過敏性腸症候群を合併**しており、ラクトースと果糖の吸収不良を持っている頻度が高いためです。

また、ＳＩＢＯにおいても、細菌の「エサ」となるＦＯＤＭＡＰを制限することにつながることから低FODMAP食の有効性が言及されているのです。

「腸に残らない食品」をとろう

〔1〕以下の甘味料を避ける。

・コーンシロップ（フルクトース）、果糖ブドウ糖液糖、高果糖液糖
・マンニトール
・ソルビトール
・スクラロース（スプレンダ）

最大の悪者は砂糖不使用のガムで、たいていの場合はソルビトール（人が消化できない糖）が含まれています。その一方で、グルコース、スクロース（グラニュー糖）は問題ありません。また、フルクトース（果糖）を含む**果汁で甘みを付けている食べ物や食料品も制限するべき**です。

あまりにも多くの食料品がフルクトースで甘みを付けています。糖の摂取量は1日40グラム以下、理想的にはそれよりもかなり少なく抑えるようにする必要があります。食

品表示を読めば、食事プランの参考になります。

〔2〕以下の「高残留」食を制限または排除すること。これらの食べ物は消化されにくく、小腸の残留物になりやすい。特に豆類はガスなどのさまざまな腹部症状をあらわすので、欧米では「にぎやかな野菜」と言われています。

・豆類（インゲンマメ、ひよこ豆、ウズラマメ、レンズ豆、エンドウマメ〔スープも含む〕など）
・大豆製品（豆腐を除く）
・ヨーグルト、牛乳、チーズ（乳糖が多いもの）

〔3〕一日につき**コップ8杯の水を飲む**こと。目安としては3回の食事中にコップ2杯ずつの水を飲み、朝食と昼食の間に1杯、昼食と夕食の間に1杯飲むといい。

〔4〕牛肉、魚、鶏肉、卵は食べ物として問題なく、良質なタンパク質源でもあります。

これらの食べ物は制限する必要がありません。ただし、自分の体のサイズに見合う分量だけを食べるように心がけること。ほとんどの人が一日に必要とする肉類は１００〜２００グラムです。高脂肪はリーキーガットを生じるので、脂身の少ないものがおすすめです。

〔5〕大まかな目安としては、炭水化物を含む食べ物は1食につきカップ半分から1杯までとすること。パンはなるべく避けるようにすること。ご飯は最もガスを発生させず、小腸を通った早い段階でよく吸収されて人間の燃料にはなりますが、細菌の燃料になることはないので食べても良い食品です。

ただし、ご飯も冷やすと難消化性でんぷん（レジスタントスターチ）となり、腸内で発酵してガスを発生させるため、過敏性腸症候群やＳＩＢＯの患者さんは、**冷たいご飯を食べるときには温めて食べる**ことが重要です。

〔6〕果物は適量に。果物に含まれるフルクトース（果糖）も吸収されにくいからです。

ドライフルーツではなくて、生の果物を選ぶほうがよいでしょう。ドライフルーツはフルクトースを小さい粒の中に濃縮していて、ついつい食べる量も増えてしまうので、その分フルクトースの摂取量も増えがちだからです。

〔7〕乳製品はラクトース（乳糖）を含むのでできるだけ避ける。日本人の約75％は乳糖不耐症です。また、大豆製品は膨満感につながる炭水化物の一種で非吸収性のオリゴ糖（ガラクトオリゴ糖）を含むので、豆乳を代用にしてはいけません。アーモンドミルクまたはライスミルクが好ましい。ラクトースがすべてあらかじめ消化されているラクトエイド牛乳（「アカディ」）も、代用品として最適です。

〔8〕コーヒー、ソーダを飲むのは適量にとどめてください。コーヒーは豆からできているので、一般的に豆類に含まれているガラクトオリゴ糖に似た成分がわずかに入っていて腸内で発酵するため、飲みすぎには注意しましょう。

　このような飲み物の中では、おそらく**紅茶が最も健康的な選択肢**です。コーヒーも1

日当たり1杯程度なら問題はありません。

その一方で、ソーダなどの炭酸の入った清涼飲料は健康的な選択肢ではありません。ダイエットソーダではないソーダは、果糖ブドウ糖液糖やそのほかの糖を含んでいます。一方、ダイエットソーダにも細菌の燃料源になるスクラロース（スプレンダ）が含まれるようになっています。これらの種類のソーダは絶対に避けましょう。

喉が渇いているときの最良の選択肢は浄水器を通した水です。低ＦＯＤＭＡＰの果物であるレモン、またはライムの果汁を加えて飲むと良いでしょう。

〔9〕最後に、バランスの取れた食生活を送るように、および体重を維持できるだけの十分なカロリーが食事に含まれているように心がけることです。加えて、1週間の流れの中で少なくとも**1日おきに激しくない適度な運動を取り入れる**こと。定期的な運動は、規則的な腸の動きを維持するのに役立つからです。

便秘の女性ほどビフィズス菌が多い

一般的に「善玉菌」ととらえられている乳酸菌が、糖尿病患者の腸の中にたくさんいるということを前述しました。同様に、腸内細菌には誤解もあります。

乳酸菌同様に「善玉菌」と考えられている「ビフィズス菌」は、「お腹の調子を整える」というイメージで便秘の人がサプリメントとして服用していることが多いようです。

しかし、最新の日本人の腸内細菌研究によって、「便秘の女性ほど腸内にビフィズス菌が多い」ということが判明しました。

それもビフィズス菌（Bifidobacterium）が腸内に存在する量が多ければ多いほど便が硬くなることもわかってきたのです（ブリストル便性状スコア1が硬い便、スコア6は下痢〔次ページ〕）。

もともと**ビフィズス菌とは小児の下痢症に対して処方される**ものでした。つまりビフィズス菌とは、便の中の水分を吸収して便を硬くする作用を持つ細菌なのです。ビフィズス菌を飲んでいると、尿中のセロトニンが減少することがわかっています。

ビフィズス菌が多い人ほど便秘になっている

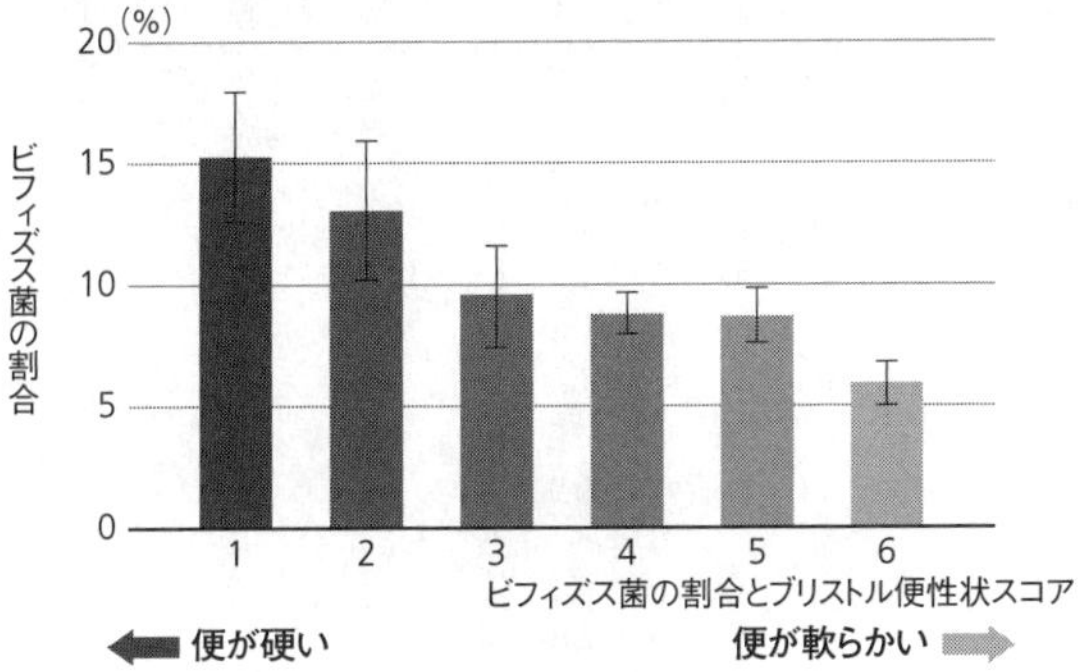

ブリストル便性状スコア

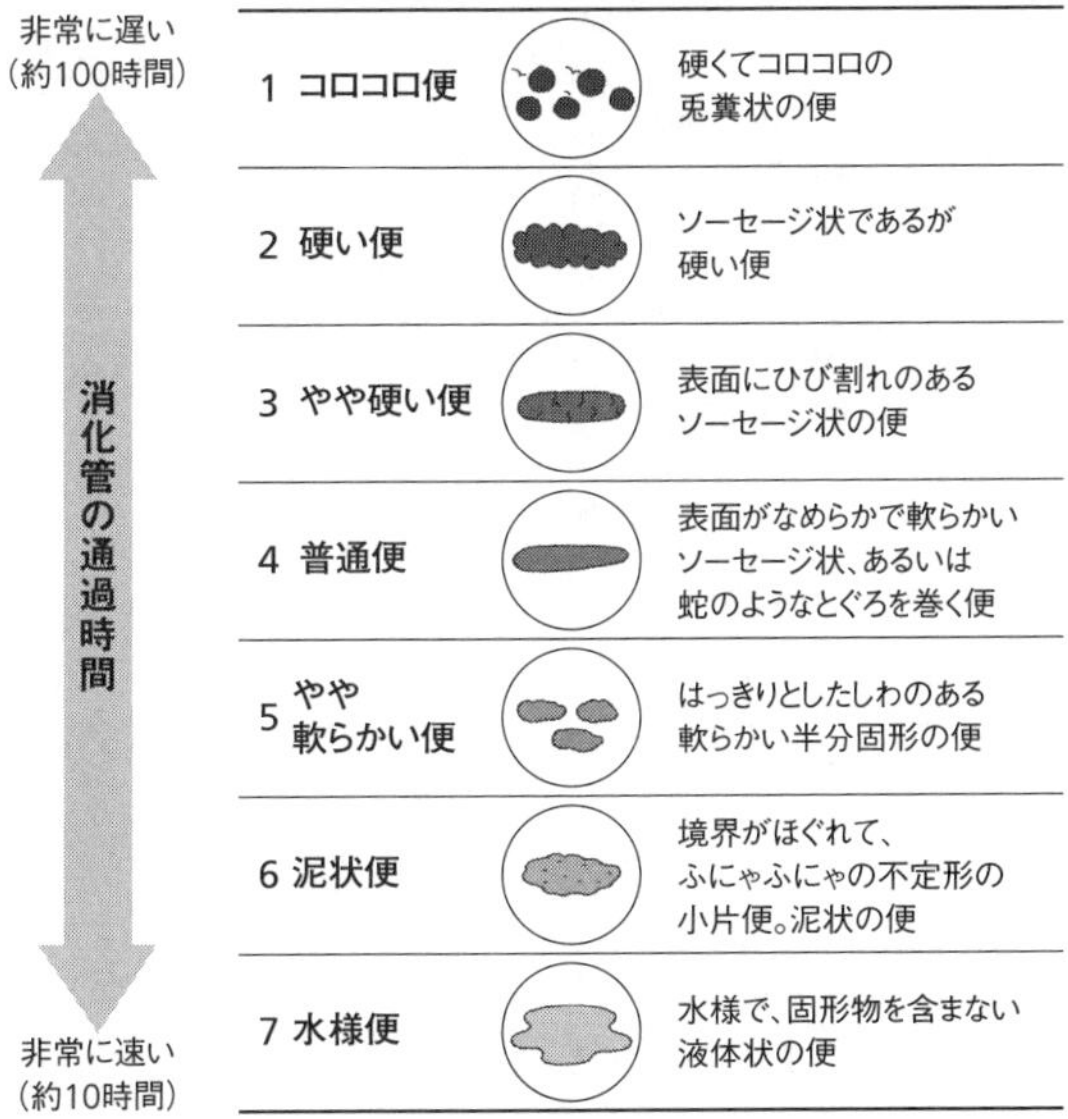

出典：Takagi, Tomohisa, et al. “Differences in gut microbiota associated with age, sex, and stool consistency in healthy Japanese subjects.” *Journal of gastroenterology* 54.1 (2019): 53-63.

セロトニンは幸福感をもたらすホルモンで、腸の中で約90%が作られており、腸の蠕動運動を良くします。ビフィズス菌を飲み続けるとセロトニンが減少するため、**腸の動きが悪くなり、便秘になる**のです。つまり、便秘の女性がビフィズス菌をとると、さらに便がカチカチになってしまう可能性があるということです。

では、なぜビフィズス菌入りのヨーグルトを食べて便秘が改善する人がいるのでしょうか？　それは、ヨーグルトの中に入っている乳糖（ラクトース）のせいなのです。

日本人の約75%は乳糖不耐症で、乳糖を分解するラクターゼを持っていません。したがって、乳糖不耐症の人がヨーグルトを食べれば、ヨーグルトの中に含まれる乳糖を分解できないため、下痢になるのです。

分解できない乳糖は、まさに難吸収性の糖質のひとつです。乳糖が小腸の中に入ってくると、乳糖は小腸でほとんど吸収されないため、小腸の中での乳糖の濃度が高まります。すると、人間の腸は「濃いものを薄める」という性質を持っており、血管の中から小腸の中へ水分を引き込みます。よって小腸は水びたしとなり、下痢を起こすのです

（浸透圧性下痢）。

　ヨーグルトを食べて下痢するのはいわば副作用なのですが、頑固な便秘の人で、副作用がマイルドに出る人にとっては、便秘に対する「治療効果」として感じられます。

　これが、**ビフィズス菌入りのヨーグルトで便秘が治る仕組み**なのです。

　腸内細菌を遺伝子学的に調べられるようになって、今までの常識とは異なるさまざまな真実が垣間見られるようになってきたのです。

　ちなみに海外での研究では、「デブ菌」「やせ菌」などが存在し、その比率が肥満度に関係するという報告がありました。しかし、報告されたデータはオランダ人をはじめとする外国人のものであり、日本人においてそれはまったく当てはまらないことが、複数の日本人の腸内フローラ研究でわかってきました。

どの国とも似ていない日本人の腸内細菌

　気をつけなくてはならないのは、腸内細菌に関する情報には非常に誤解が多く、流れている正しい情報と誤った情報とが入り混じっていることです。

世界12ヶ国の国民の腸内細菌の類似性

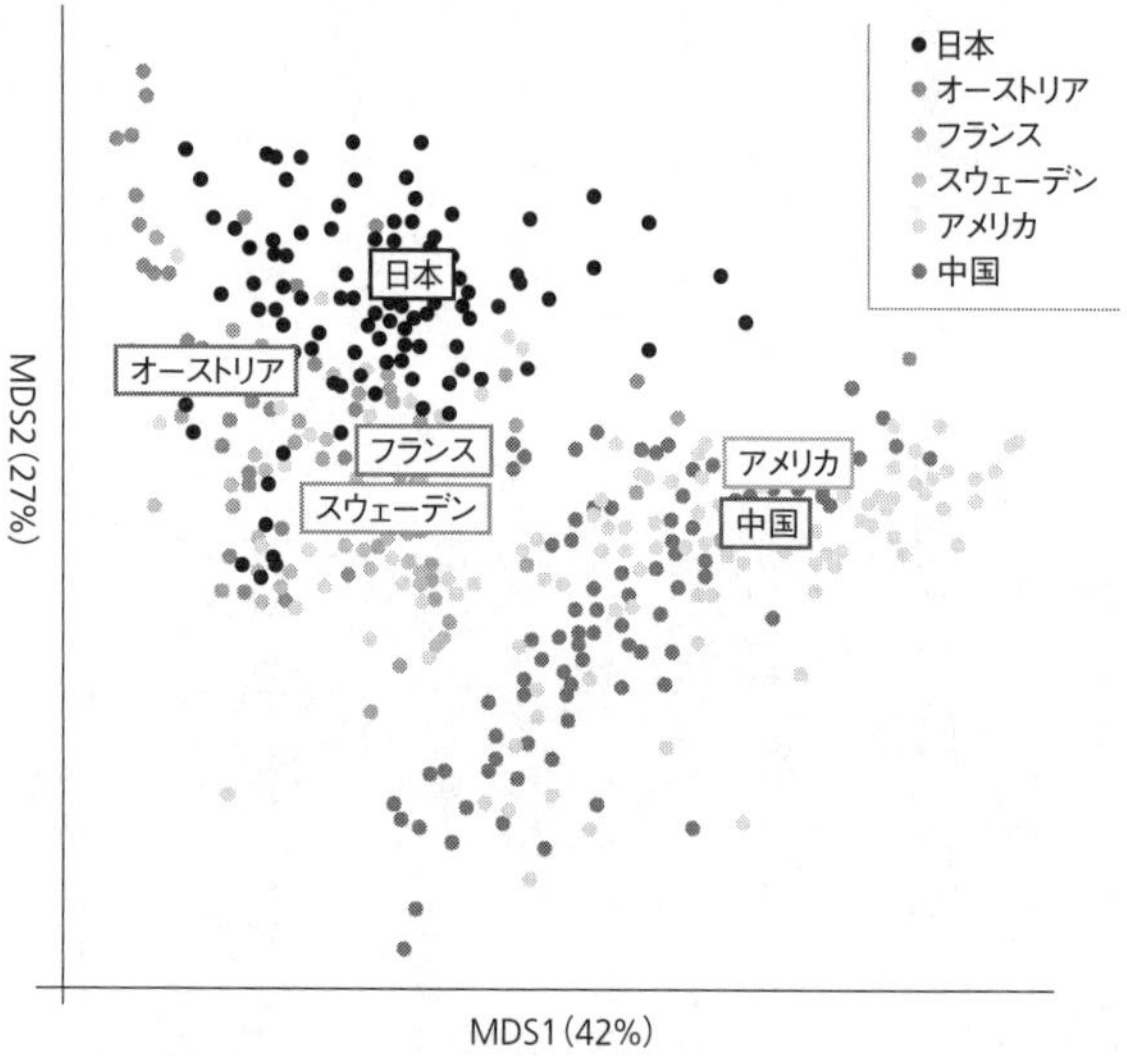

日本人の腸内細菌は非常に独特で、世界のどの国の腸内細菌と比較しても一線を画しています。X軸とY軸に腸内細菌の遺伝子をプロットして、**12ヶ国の国民の腸内細菌の類似性**を上に示しています。

日本人の腸内細菌叢の遺伝子は、世界のどこの国とも似ていません。かなり特殊です。オーストリア人やフランス人と似ているものの重なりは少ないのです。

中国人とアメリカ人の腸内細菌は酷似しています。国は地理的に非常

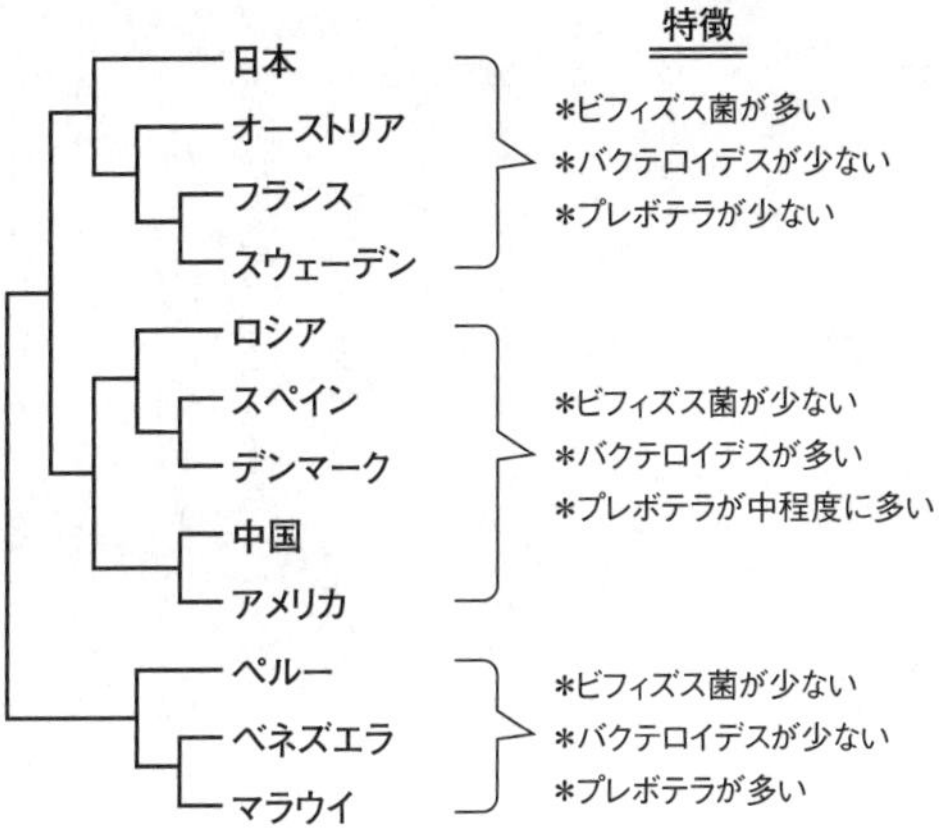

に離れているのに便はいっしょなのです。腸内フローラにはまだ未知の要素がありそうです。

米中の共通点は、食品に大量の抗生物質や殺虫剤が使われていることだと推論されています。なぜ、抗生剤を家畜に使うのでしょうか？　家畜が感染症にかからないためではありません。理由は**家畜がすぐに太ってくれるから**です。なるべく食品の質には気をつけなくてはなりません。

日本人の腸内細菌の特徴は、ビフィズス菌（アクチノバクテリア門の中のビフィドバクテリウム属）が多いこと。プレボテラが少ないこと。海外では「やせ菌」などと言われているバクテロイデスが少ないこと。約90％の日本人がワカメや海苔を分解する腸内細菌を持っている（中国を含むほかの国では15％以下）こと。炭水化物を処理する腸内細菌叢が多いこと。水素から短鎖脂肪酸を作る作用が強く、水素からメタンを産生する作用が少ないことです。

加えて、腸内細菌叢に強い男女差が顕著であり、日本人男性にはプレボテラが多く、特に軟便の男性には大腸がんと関わっていると言われているフソバクテリウムとビロフィラが極端に多いことがわかりました。軟便の日本人男性の腸内環境は、あまり良いとは言えないようです。

フソバクテリウム陽性の大腸がんは、脂肪の多いウエスタンダイエット（西洋食）と相関していますので、なるべく**日本人のお腹がゆるい男性は脂肪を避けたほうがよい**ようです。

ビロフィラは、大腸がんにかかりやすいアフリカ系アメリカ人に多い菌で、硫化水素を産生し、脂肪肝炎を悪化させる好ましくない菌とされています。

対して日本人女性にはビフィズス菌（ビフィドバクテリウム）、ルミノコッカスという発酵を起こす菌、アッカーマンシア・ムシニフィラという善玉菌が多く、いかにも健康に良さそうな菌が並んでいます。男性より女性のほうが長生きであることの、原因のひとつかもしれません。男性とは反対に女性には便秘が多く、前述のように便秘の女性ほどビフィズス菌が多いことがわかりました。便秘の女性はビフィズス菌を服用しても、改善には効果が低い可能性があります。

これまでこういった多くの腸内細菌のデータは、海外から来ており、〝日本人のための〟腸内細菌研究が必要だということがよくわかります。

17種類の腸内細菌が世界を救う

人間の免疫力を高め、同時に**腸の粘膜を健康に保つ大切な細胞**が、大阪大学免疫学フロンティア研究センターの坂口志文教授によって発見されました。次に免疫学にノーベル賞が来れば、坂口先生に贈られる可能性が高いでしょう。

その免疫力を高める大切な細胞が、「制御性T細胞（Treg細胞）」です。

Treg細胞は、炎症を起こしていたり、暴走している免疫細胞をおとなしくして免疫力を高める力があるため、リーキーガットを改善し、アレルギーや自己免疫の病気を防ぎます。

また、腸の粘膜の粘液のムチンの量を増やし、腸のバリア機能を高め、腸の粘膜をダメージから守ってくれているのです。Treg細胞が活性化されると、動脈硬化や大動脈瘤まで抑えてくれることがわかっています。

「そんなに免疫力によい細胞なら、どうしたら増えるのか教えてほしい」と思いますね。

実は、**免疫力を高めるTreg細胞を増やすカギ**が「腸内細菌」にあったのです。

このTreg細胞は、肺や肝臓などの全身の臓器に存在しますが、小腸と特に大腸などの消化管に多く存在します。

なぜなら、Treg細胞は、「腸内細菌の刺激」によって生まれてくるからです。

では、どんな腸内細菌がTreg細胞を増やし、免疫力を高めるのでしょうか？

健康な日本人の腸内細菌をあるスクリーニング技術を用いて検討したところ、「超善玉菌」ともいえる17種類の腸内細菌群が発見されました。

日本人の便から見つかった17菌種のクロストリジウム属の菌（30ページ「ヒトの腸内細菌の地図」右下の菌群）を無菌マウスに投与すると、マウスの体の中に「Ｔｒｅｇ細胞」がたくさん生まれました。

したがって、17種類の菌を混ぜた「腸内細菌カクテル」は、アレルギーやアトピーなどの自己免疫性の病気に効果があり、**腸のバリア機能を高め、腸の炎症を軽くしてくれる**ことがわかりました。

面白いことに、単一のひとつの細菌をプロバイオティクスとして飲んでも、このようなＴｒｅｇ細胞は増えてはくれません。よくヨーグルトで用いられている乳酸菌（ラクトバチラス）などを飲んでも、まったくＴｒｅｇ細胞は増えません。

17種類の細菌をすべて混ぜて飲まないと、Ｔｒｅｇ細胞は増えないのです。

それは、17菌株がそれぞれ異なる酵素を持っており、Ａの腸内細菌が（Ａ）という代謝物を作り、（Ａ）からＢの腸内細菌が（Ｂ）という代謝物を作り、次に（Ｂ）からＣ

の腸内細菌が（C）という代謝物を作り……という具合に、17種類の腸内細菌が全体として滝の流れ（カスケード）のように働き、バトンリレーをするようにある代謝産物を作り出し、最終的な代謝産物がＴｒｅｇ細胞を生み出すからです。

　私が「1種類のプロバイオティクスを飲んでもあまり効果がない」と言う理由のひとつです。腸内細菌は相互にクロストーク（おしゃべり）し、お互いに食物連鎖があり、関係しあっているのです。


　そして17種類の腸内細菌群の機能をよく解析してみると、「酪酸」という短鎖脂肪酸を作り出す酵素を多く持っていることがわかりました。

　実際、17菌株を飲ませたマウスの腸の中では酪酸の濃度が増えています。

　したがって、**17菌種のクロストリジウム属の腸内細菌のミックス**が、酪酸を含む代謝産物を生み出し、Ｔｒｅｇ細胞を誘導し、免疫力を高めるのです。

　17菌株のような腸内細菌群こそ、「真のプロバイオティクス」といえるでしょう。われわれが現在医療現場で使える「プロバイオティクス」と呼ばれているものは、１９８

0～90年代前半に認可されたエビデンス（科学的根拠）が低いものが多いのです。

日本人の腸内細菌から見つかったこの17種類のクロストリジウムカクテルの情報パテントは、日本から約50億円でジョンソン・エンド・ジョンソンに買い取られました。**ヒトにプロバイオティクスとして投与する**ことを目標に、現在ドイツでヒトを用いた臨床研究（フェイズⅡスタディ）が進められています。

「デブ菌」「やせ菌」はウソだった

最近は、右のごとくさまざまな日本人の腸内細菌研究が発表されており、新しい興味深い真実がわかってきました。

たとえば、日本人の長寿者には、ちまたで「デブ菌」などと言われている腸内細菌が多いという事実です。

海外でのデータでは、「ファーミキューティス門」といわれる腸内細菌が多い人は肥満が多く、「バクテロイデテス門」という腸内細菌が多い人にはやせている人が多いことから、日本のマスコミでは、「ファーミキューティス門」の細菌を「デブ菌」、「バクテロイデテス門」の細菌を「やせ菌」などと名付け、話題にしています。

そして、「健康になるためには、ファーミキューティス門の腸内細菌を減らし、バクテロイデテス門の腸内細菌を増やすことが重要」との先入観が形成されています。

つまり、ファーミキューティス門（F）とバクテロイデテス門（B）の細菌の比率（F／B比）が高いと肥満になり、低いとやせ型になるというわけです。

しかし、肥満とやせは日本人にとってはウソであることがわかってきました。

実は、大規模な腸内細菌研究により、**日本人にはF／B比は肥満とまったく相関がない**ことがわかったのです。さらに、アメリカ人でも相関が見られませんでした。

もっと重要なことに、健康な長寿者にはこの「デブ菌」が多く、「やせ菌」が少ないということまで判明しました。

つまり、デブ菌などと「濡れ衣」を着せられたファーミキューティス門の腸内細菌こそが、腸管の免疫力を高め、長寿に関係していることがわかったのです。

京都府の日本海側に位置する京丹後市は、非常に長寿者が多いことで知られています。しかも**寝たきりが少なく、健康長寿の人が多い**のです。都会の京都市内よりもずっと元気で長生きなので、古くから日本有数の長寿地域として有名です。

実際、日本の男性で歴代最も長生きだった、木村次郎右衛門氏（１１６歳没）もこの京丹後市在住でした。

人口10万人当たりの１００歳以上の人口は、全国平均では53人、京都市内では65人なのに対し、丹後地域では１３５人と圧倒的に多いのです。全国と比較すると実に２・５倍も長寿です。

日本人の長寿者には「デブ菌」が多い

京丹後市に住む51人と京都市内に住む51人の健康な人で、年齢と性別をマッチングさせた腸内フローラ解析研究が発表されました。

結果は、次ページの図のように、京丹後市の健康長寿者には、圧倒的に「デブ菌」であるファーミキューティス門の腸内細菌が多かったのです。対して、「やせ菌」のバク

京丹後市と京都市内での腸内細菌叢の比較

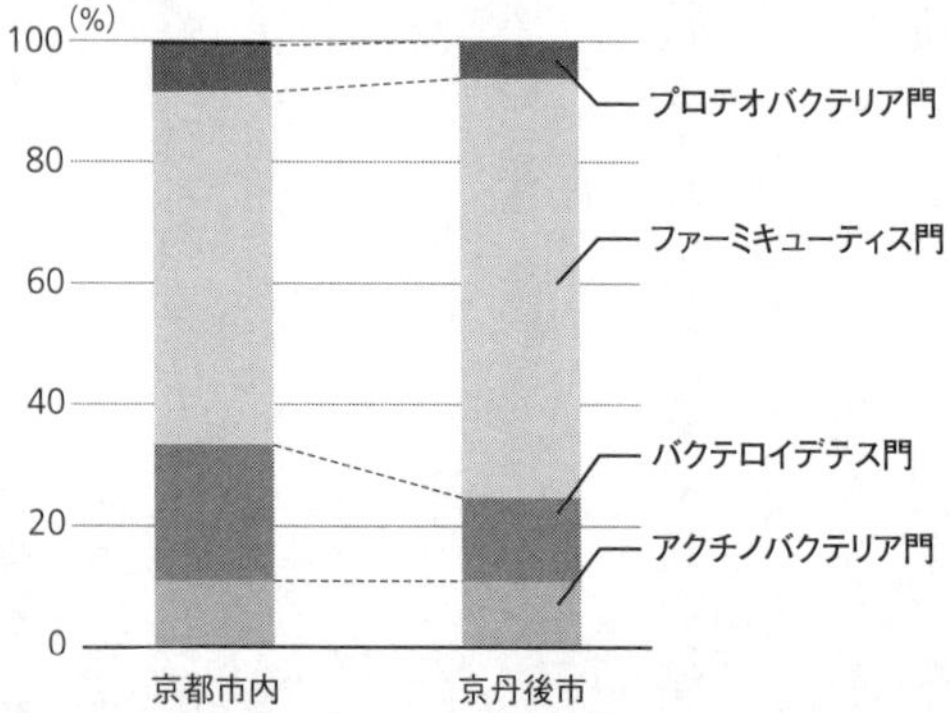

**長寿者の多い京丹後市では、京都市内と比べて、プロテオバクテリア門、
バクテロイデテス門の細菌が減少し、
ファーミキューティス門の細菌が増加していた。**

出典：Naito, Yuji, et al. "Gut microbiota differences in elderly subjects between rural city Kyotango and urban city Kyoto: an age-gender-matched study." Journal of clinical biochemistry and nutrition (2019): 19-26.

テロイデテス門は少ないという結果でした。またプロテオバクテリア門（大腸菌やピロリ菌やサルモネラ菌など）という**悪玉の細菌群が、京丹後市で少なかった**のです。

　京丹後市で増えていた、「デブ菌」のそしりを受けているファーミキューティス門の細菌の内訳をさらによく見てみると、ファーミキューティス　ロゼブリア菌、ファーミキューティス　コプロコッカス菌、ファーミキューティス　ラクノスピラ菌などです。

このファーミキューティスの細菌こそが、長寿地域である京丹後市の健康長寿の高齢者が持っていた腸内細菌だったのです。30ページの「ヒトの腸内細菌の地図」でいう右下のある菌群の仲間で、短鎖脂肪酸である酪酸を産生する菌であり、前述したＴｒｅｇ細胞を増やしてくれる菌の仲間である、クロストリジウムクラスターXIVａの細菌です。酪酸を産生する菌です。

つまり、健康で長生きをしている高齢者の腸の中には、「デブ菌」などと呼ばれているファーミキューティス門に属し、**酪酸を産生し、免疫力を高めるＴｒｅｇ細胞を誘導する腸内細菌が増えている**ということです。

ファーミキューティス門の細菌は、「免疫力」にとって非常に大切な働きをしていることがわかってきました。実は、京丹後市の高齢者から見つかった「デブ菌」と言われるファーミキューティス門の細菌は、ジョンソン・エンド・ジョンソンに買い取られた「免疫力を高める17種類の腸内細菌ミックス」と同じ系統の「免疫力を高める究極の善玉菌」だったのです。

京丹後市と京都市内での腸内細菌叢の比較

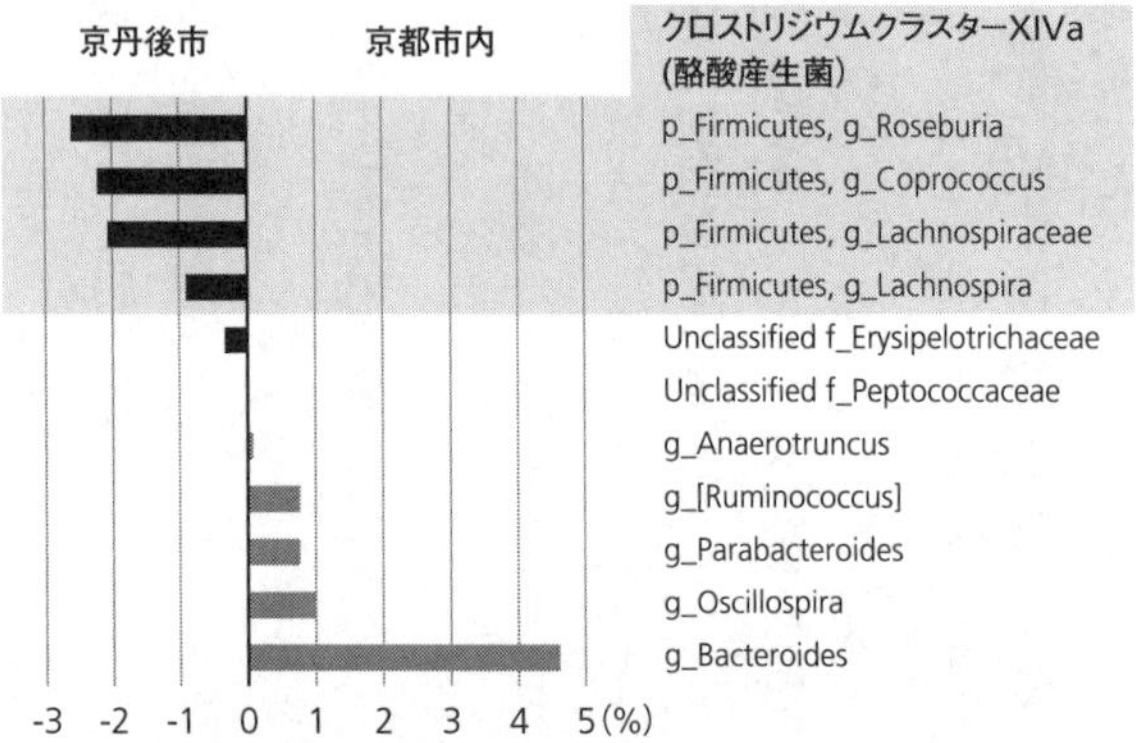

長寿者にはファーミキューティス門の細菌が多い。

出典：Naito, Yuji, et al. "Gut microbiota differences in elderly subjects between rural city Kyotango and urban city Kyoto: an age-gender-matched study." Journal of clinical biochemistry and nutrition (2019): 19-26.

つまり、京丹後市の高齢者で増えていた「デブ菌」は、Ｔｒｅｇ細胞を増やし、免疫力を高めてくれる働きをしているのです。

実際、「デブ菌」に属する細菌のひとつ、ファーミキューティスロゼブリア菌は、免疫力を高め、結果として**花粉症やアレルギーを抑え、潰瘍性大腸炎やクローン病の発症を抑え、自己免疫の病気を抑える**ことがわかってきました。

つまり、「デブ菌」は、腸管の炎症を抑える効果があるだけではなく、長寿に重要な免疫力を高める作用をしていたのです。

短鎖脂肪酸で調子が悪くなる人

ここまで読んできて、「短鎖脂肪酸って、過敏性腸症候群やＳＩＢＯの人にとっては良くなかったのではないか？」と思った読者は鋭いです。

過敏性腸症候群の人は、腸内で酢酸とプロピオン酸が過剰となっています。そして、酢酸とプロピオン酸が高い人ほど、**腹痛や腹部膨満感などのお腹の症状が悪く、健康感が低い**ことを説明しました。

２つが高い人ほど、失感情症（アレキシサイミア、自分の感情をうまく認知できないこと）も悪化しています。

「酪酸も同じ短鎖脂肪酸なのだから、酪酸を増やしたら、いくら免疫力を高めるＴｒｅｇ細胞が増えたとしても、お腹の調子が悪くなるのではないか？」という疑問が生じます。

短鎖脂肪酸の2面性

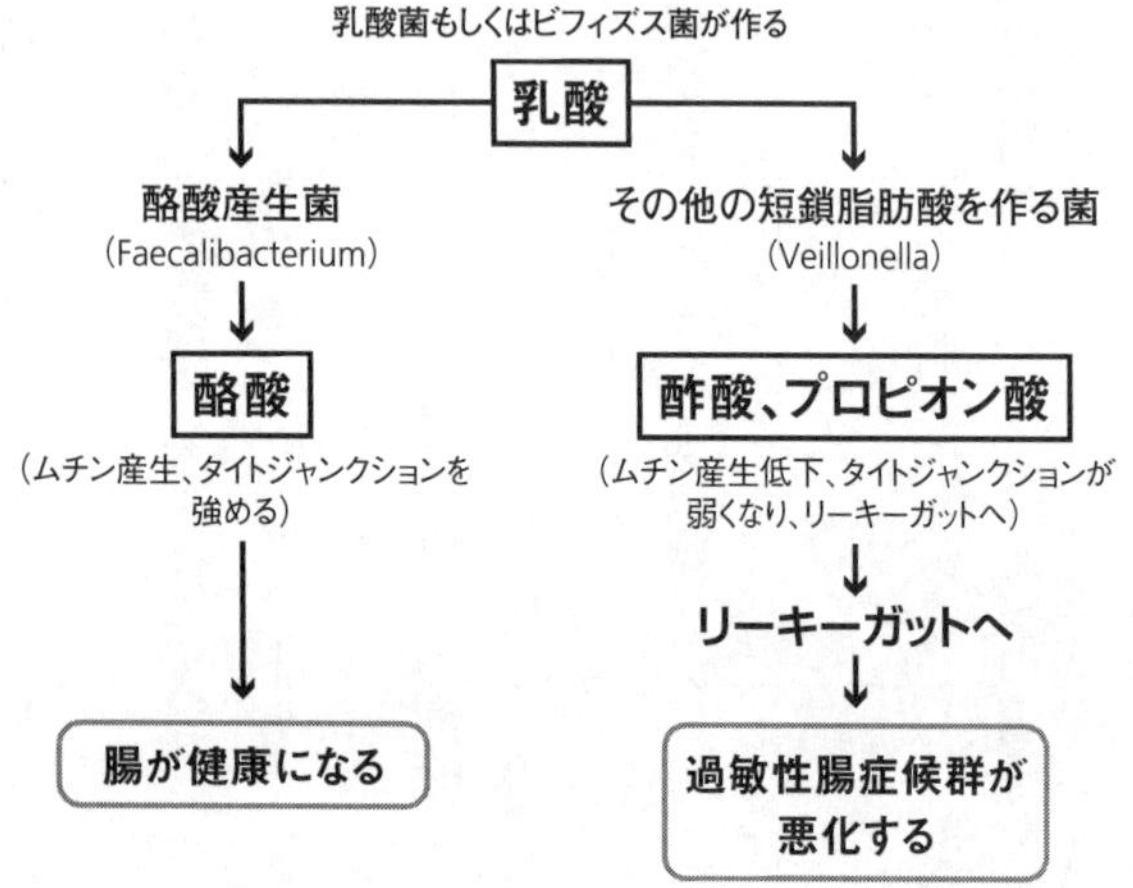

過敏性腸症候群やSIBOの患者においては、酢酸やプロピオン酸を過剰に作り出す腸内細菌（ヴァイロネラ）が多く、腸の健康を保つ酪酸が減少してしまう。これによって腸管のバリア機能が低下する。

出典：Brown, Christopher T., et al. "Gut microbiome metagenomics analysis suggests a functional model for the development of autoimmunity for type 1 diabetes." *PloS one* 6.10 (2011)

しかし、酪酸とその他の酢酸やプロピオン酸は同じ短鎖脂肪酸ですが、腸への作用は異なるのです。

作用の差には、やはり腸内細菌の差が関係しています。腸が**健康になるか**、**病的な状態になるか**の「分かれ道」があるのです。メカニズムは以下のとおりです。

腸の中で、ラクトバチラス（乳酸菌）もしくはビフィズス菌（ビフィドバクテリウム）から乳酸が作られます（前ページの図）。乳酸から、酪酸が産生されるか、酢酸とプロピオン酸が産生されるかによって運命が分かれます。

酪酸産生菌により酪酸が産生されると、粘液の産生や接着因子の発現が起こり、粘膜の健康が維持されます。

ところが、ヴァイロネラやバクテロイデテスなどによって酢酸やプロピオン酸が過剰に産生されると、粘液の産生が低下し、接着因子の発現が障害され、粘膜の透過性が亢進し、リーキーガットとなり、病的な状態になるのです。

つまり、過敏性腸症候群やＳＩＢＯの患者では、ラクトバチラス（乳酸菌）やヴァイロネラといった腸内細菌が多く、そのため**酢酸やプロピオン酸が過剰になっており、お腹の不調を起こしている**のです。

適量であれば、短鎖脂肪酸は抗炎症作用や粘膜保護作用がありますが、過剰となれば有害となるのです（前ページの図）。

天然由来の抗菌作用のある成分をとる

現段階で小腸内細菌増殖症の治療としては、リファキシミンによる抗生剤治療、成分栄養療法、ＭＭＣの改善、低ＦＯＤＭＡＰ食までは、文献的にもコンセンサスが得られています。

ほかに珍しく科学的な文献的報告がなされている代替療法として存在するのが、実はハーブです。

人間は抗生物質が使われるずっと昔、細菌というものが発見される前から「体を治す天然の薬」として食物を利用してきました。

よい例のひとつが「ニンニク」です。遅くとも紀元前数千年前から、**ニンニクには病気を治す薬効がある**とされてきました。現代では、ニンニクには自然な抗菌作用があることがわかっています。どころかニンニクは、「天然の抗がん剤」として認定されています。

アメリカの国立がん研究所が発表している「デザイナーフーズ・ピラミッド」という

ものがあります。がんを予防しうる食品を列挙したものです。なかでもトップがなんと、ニンニクなのです。

ほかにも、ブロッコリースプラウトにも天然の抗生物質の作用があります。

ブロッコリースプラウトには、スルフォラファンという成分が含まれています。

実はスルフォラファンは、**植物が害虫から自分の体を守るために作り出した天然の抗菌薬**で独特の苦みがあります。

スルフォラファンには抗菌薬としての作用があり、ブロッコリースプラウトを1日70グラム、8週間とると、ピロリ菌の数が8分の1に減少することが報告されています。さらに良いことは、ブロッコリースプラウトは低ＦＯＤＭＡＰ食であり、ＳＩＢＯや過敏性腸症候群の患者さんが食べてもお腹の調子を崩しにくいことです。

ほかにも、ココアに含まれる遊離脂肪酸にもピロリ菌を減らす効果があります。

紹介した食品、天然の抗生物質には、耐性菌の出現の心配がないほか、副作用がないことが好ましい点です。特にリファキシミンに反応が見られない患者さんにとっては、ハーブによる治療が抗生物質の治療と同等の効果があったという興味深い報告も見られます（Chedid, Victor, et al. “Herbal therapy is equivalent to rifaximin for the treatment of small intestinal bacterial overgrowth.” Global advances in health and medicine 3.3 (2014): 16-24.）。

天然の食品が持つ静菌作用については論文によって報告も見られ、**ニンニクとレモンの組み合わせ**がStreptococcus mutansという細菌に対して最も静菌作用があることが報告されています。

海外において、よく民間でＳＩＢＯに使用されている植物由来の抗生物質については、ほかに次のようなものがあります。

・アリシンを使ったサプリメント

アリシンはニンニクの成分ですが、ＦＯＤＭＡＰのうちのフルクタンは除いてあるサプリメント（つまり発酵しない）であれば、服用しても問題はありません。

・ココナッツオイル

ココナッツオイルに含まれる遊離脂肪酸は、細菌の細胞膜に直接作用して菌を破壊してくれます。またラウリン酸や中鎖脂肪酸にも抗菌作用があります。さらに、**ココナッツオイルの中鎖脂肪酸は、分子量が小さいため消化に膵液や胆汁を必要としないため、**小腸にやさしい食品と言えます。

・モズクの中に含まれるフコイダン
ガスを減らす効果があります。

・ベルベリンを使ったサプリメント
ベルベリンとは、ヒイラギナンテンやメギ、ヒドラスチスなどの薬草に含まれる化合物です。

・ニームを使ったサプリメント
ニームとは熱帯常緑樹。

・バイオフィルム抑制剤

・腸管運動促進剤のサプリメント
ショウガが原料。

まとめとして、抗生物質や天然の抗生物質の治療でも強調しなくてはいけないことは、あくまでも治療であり、ＳＩＢＯの原因となっているそもそもの問題を解決してはいないことです。つまりは、生活習慣を変え、食生活を変えていくことを第一に考えないといけないということです。

過敏性腸症候群の治療に関して言えば、食事が重要であることは確かです。健康的で賢い食生活は、感染後過敏性腸症候群の「引き金」となる食中毒の最も効果的な予防法でもあります。

できるだけ化学添加物や化学保存料を含まない食物を食べて、残念なことにアメリカの食事の大部分を占める加工食品や「ジャンク」な**ファストフードを食べないように最大限努力すべき**だと思います。アメリカの今の食事は悲しい食事なのです。代わりに、オリーブオイルやオメガ3を多く含む地中海食や、和食をすすんで食べましょう。

食前の歯磨きがお腹のガスを減らす

お腹の不調の中には、おならが出て困るというケースも多くあります。おならは、1日に男性なら14回程度、女性は7回程度が普通です。多いというのは、普通の倍以上も出るような状況です。

お腹の中でガスを作り出す細菌を口から入れないことも大切です。それには、食前の歯磨きが有効です。

口の中や歯と歯の間にはガスを作り出すタイプの菌が存在しているので、食後だけでなく、食事の前にも歯磨きやうがいをして、菌を飲み込まないようにすると、ガスを減らすことができます。入れ歯にも細菌がいるので、入れ歯をよく洗うように日頃から心がけてください。

また飛行機の中も、ガスや腹痛が発生しやすい場所です。というのも飛行中は高度が高く、気圧が下がるため、お腹の中の空気が膨張することで、**ガスが出やすくなったり腹痛が起きたりする**のです。

その場合、機内食でＦＯＤＭＡＰをとらないように気をつける、ウエストをきつく締めない服装にする、ガスを多く含んでいる炭酸飲料は飛行前や飛行中は避けるといったことを心がけましょう。同じく高い山に登るときにもいえます。

グルテンフリーダイエットは過敏性腸症候群にも効果がある？

グルテンフリーダイエットは、主に小麦の中に含まれている「グルテン」というタンパク質を一切制限する食事法です。

なぜ、グルテンを控えなくてはならないのでしょうか？

それは、「セリアック病」という病気の患者の場合です。

セリアック病とは、小麦などに含まれるグルテンというタンパク質を食べると、小腸で異常な免疫反応が起こり、お腹の張り、腹痛、下痢、便秘などのお腹の不調に悩まされてしまう病気です。

グルテンは、小麦のほか、ライ麦、大麦など多くの穀物類に含まれており、パンやピザ、パスタ、シリアルなど日常生活においてよく摂取する食べ物に含まれているタンパク質です。グルテンは、**パンのモチモチ、ふっくらした食感を与える成分**です。

つまり、本来、グルテンフリーダイエットは、セリアック病の治療に用いられる食事法です。

グルテンフリーダイエットは、炭水化物（糖質）を減らすという意味で、アトキンスダイエットよりはゆるいものの、広く普及している食事法です。

セリアック病は、症状が過敏性腸症候群に非常に似ています。

ですから、お腹の調子が悪い人が、「自分はセリアック病なのではないか」と疑ってセリアック病検査を行うことがよくあります。

しかし、検査で「セリアック病ではない」（セリアック病検査陰性）と判明しているのにもかかわらず、「本当は自分がセリアック病なのではないか？」と感じるのはなぜでしょうか？

なぜなら、過敏性腸症候群の患者が、グルテンフリーダイエットを実践すると、お腹の具合が良くなるからです。

グルテンを含む食物を排除すると、**おのずと小麦を含んだ炭水化物も除かれる**ことになります。前述のように、小麦類には「フルクタン」というガスや下痢のもとになるF

ODMAPが含まれています。

小麦のような炭水化物が含む、FODMAPという糖質は、細菌にとっては格好のエサです。

細菌に炭水化物を与えなければ、細菌は大量の過剰繁殖を維持できなくなり、細菌異常増殖の程度が抑えられます。さらに、膨満感などの過敏性腸症候群の症状が緩和されるというわけです。

アスリートこそ胃腸のトラブルに悩んでいる

マラソンやトライアスロンなどの「エンデュランススポーツ（日々の練習の積み重ねや長時間、長距離にわたる苦しみを耐え抜く達成感に特徴づけられるスポーツ）」には胃腸系のトラブルが多いことがわかっています。

長距離ランナーや**トライアスロンの選手には、下痢や腹痛、下血などで悩んでいる人が多い**のです。

ランナーのほぼ半数が下痢に苦しんでいて、激しい走りの後に、吐き気や嘔吐が頻回に起こっており、下痢や失禁、直腸出血は驚くほどの頻度で起こっています。

Jリーグのサッカー選手でも同様で、過去6年間のプロサッカーチームの選手での調査でも、選手たちは第1位の呼吸器疾患に次いで、消化器のトラブルに悩んでいます。

このように運動にて引き起こされる腹部症状を、「運動誘発性胃腸症候群」と呼びます。なぜ、このようなことが起こるのでしょうか？

強度の高い運動を行うと、骨格筋への血流が増えます。

その分、腸管への血流が減ってしまい、腸は血が足らない「虚血状態」になります。

腸の細胞は隣り合っている細胞同士が強く密着して、細菌や未消化のタンパク質などが腸の中に侵入するのをブロックしています。「タイトジャンクション」です。

腸の血流が不足すると、大切なタイトジャンクションが障害され、**腸内細菌が産生するエンドトキシンという毒素が血流の中に漏れ出す状態**となります。つまり、リーキーガットと呼ばれる腸の透過性亢進状態が起こるのです。

すると、下痢、腹痛、吐き気、下血といった症状があらわれます。

運動によって腸が漏れやすくなるため、腹痛などの強いお腹の不快感が出るのです。

運動誘発性胃腸症候群が起こるメカニズムが以上です。特に、強度の高い運動を２時間以上行うと起こりやすいことがわかっています。

そしてアスリートの敵、運動誘発性胃腸症候群の予防に、低ＦＯＤＭＡＰ食が有効とされているのです。

低ＦＯＤＭＡＰ食にしておくと、高強度の運動をする際、ガス産生による腸管の内圧の上昇と上昇に伴う虚血が抑えられ、運動誘発性胃腸症候群を軽減することができると複数の論文で結論づけられています。

なぜジョコビッチは勝てるようになったのか？

テニスのノバク・ジョコビッチ選手は、**自分が強くなったのはグルテンを避けるグルテンフリー食にしたからだ**と言っています。グルテンフリー食にしたら急に体調が良くなり、連戦連勝を重ねることができたのだと。

しかし本当は、グルテンフリー食にしたことで、小麦が除かれて低ＦＯＤＭＡＰ食となったため、運動誘発性胃腸症候群が改善し、パフォーマンスが高まったためではないかと医学界では考えられているのです。

お腹のトラブルのせいで結果がなかなか出ないアスリートは、高FODMAPであるパン、パスタ、うどんなどは避け、**低FODMAPの米、ソバなどを摂取するようになれば、勝てるかもしれない**ということです。

ただ、グルテンフリーダイエットは、過敏性腸症候群患者に効果をもたらす可能性はありますが、細菌異常増殖を完全に根絶できるほどの効果があることはほとんどありません。あくまでも細菌異常増殖の根絶を、過敏性腸症候群治療の主要目的とすべきと考えます。

すでに述べましたが、栄養製品であるエレンタールを使えば、細菌異常増殖を完全に根絶でき、過敏性腸症候群の劇的な改善が期待できることが論文として発表されています。

エレンタールは、前もって完全に消化されていてすぐに吸収できるように準備されている食物で構成された「成分栄養剤」です。

それゆえ、このエレンタールを摂取すると、食物は上部小腸で素早く吸収され、ほとんどすべて血液中に吸収されてしまいます。

ですから、エレンタールの栄養分は、小腸の入り口から約60センチメートルを越えて、それ以上奥の小腸まで栄養分が届くことがありません。

細菌異常増殖があるとき、細菌は、小腸の入り口から60センチメートルを越えて、その先の小腸まで入り込んで増殖しており、エレンタールだけで2週間生活すると、細菌は、餓えて存続し続けることができなくなります。

腸内フローラ検査(便検査)の落とし穴

腸内フローラ検査の一番の弱点は、**便に出てきた細菌がどこに棲んでいた細菌なのかがわからない**ことです。

腸内フローラ検査では、患者が排泄した便をとって、便の中にどんな菌が棲んでいるのかを調べます。しかし、検体となる便は、当然、小腸から大腸を通って排泄された便なので、検出された菌が小腸で増えているのか、大腸で増えているのかがわからないのです。

便中の腸内細菌の組成を見たところで、大腸の末端の腸内細菌のことしかわかりません。小腸の細菌はまた全然違うことがわかっています。

当然、便を調べても小腸内細菌増殖症があるかどうかはわからないということになります。

ＳＩＢＯに対する糞便移植（ＦＭＴ）の治療は、まだ研究段階です。

一部の潰瘍性大腸炎やクローン病などには、糞便移植が有効であることがわかっています。なぜならこれらの病気の背景には、ディスバイオーシス（腸内細菌のバランスの乱れ）が存在するからです。

しかし、現段階までの学会発表では、「ＳＩＢＯに対する糞便移植は有効性が高くなかった」という報告でした。それどころか、**糞便移植によりＳＩＢＯが悪化する症例**が報告されています。理由は、ＳＩＢＯの原因が、主にディスバイオーシスにあるのではなく、小腸内での**細菌の絶対数の増加にある**こととされています。

糞便移植自体が、腸内細菌を投与している治療法のために効かないのだろうという考察がされています。今後さらに詳細な研究が進むことを期待します。

参考文献

- Atarashi, Koji, et al. "Treg induction by a rationally selected mixture of Clostridia strains from the human microbiota." *Nature* 500.7461 (2013): 232-236.
- Furusawa, Yukihiro, et al. "Commensal microbe-derived butyrate induces the differentiation of colonic regulatory T cells." *Nature* 504.7480 (2013): 446-450.
- Weyrich, Laura S., et al. "Neanderthal behaviour, diet, and disease inferred from ancient DNA in dental calculus." *Nature* 544.7650 (2017): 357-361.
- Patterson, Angela M., et al. "Human gut symbiont Roseburia hominis promotes and regulates innate immunity." *Frontiers in immunology* 8 (2017): 1166.
- Adler, Christina J., et al. "Sequencing ancient calcified dental plaque shows changes in oral microbiota with dietary shifts of the Neolithic and Industrial revolutions." *Nature genetics* 45.4 (2013): 450-455.
- Rao, Satish SC, et al. "Brain fogginess, gas and bloating: a link between SIBO, probiotics and metabolic acidosis." *Clinical and translational gastroenterology* 9.6 (2018): 162.
- Vanuytsel, Tim, et al. "Psychological stress and corticotropin-releasing hormone increase intestinal permeability in humans by a mast cell-dependent mechanism." *Gut* 63.8 (2014): 1293-1299.
- Karlsson, Fredrik H., et al. "Gut metagenome in European women with normal, impaired and diabetic glucose control." *Nature* 498.7452 (2013): 99-103.
- Shen, Le, et al. "Tight junction pore and leak pathways: a dynamic duo." *Annual review of physiology* 73 (2011): 283-309.
- Kawano, Yoshinaga, et al. "Colonic pro-inflammatory macrophages cause insulin resistance in an intestinal Ccl2/Ccr2-dependent manner." *Cell metabolism* 24.2 (2016): 295-310.
- Sato, Junko, et al. "Gut dysbiosis and detection of "live gut bacteria" in blood of Japanese patients with type 2 diabetes." *Diabetes care* 37.8 (2014): 2343-2350.
- Qin, Junjie, et al. "A metagenome-wide association study of gut microbiota in type 2 diabetes." *Nature* 490.7418 (2012): 55-60.
- Caesar, Robert. "Pharmacologic and nonpharmacologic therapies for the gut microbiota in type 2 diabetes." *Canadian journal of diabetes* 43.3 (2019): 224-231.

- Song, Mingyang, and Andrew T. Chan. "Environmental factors, gut microbiota, and colorectal cancer prevention." *Clinical Gastroenterology and Hepatology* 17.2 (2019): 275-289.
- Komiya, Yasuhiko, et al. "Patients with colorectal cancer have identical strains of Fusobacterium nucleatum in their colorectal cancer and oral cavity." *Gut* 68.7 (2019): 1335-1337.
- Mishima, Eikan, et al. "Evaluation of the impact of gut microbiota on uremic solute accumulation by a CE-TOFMS–based metabolomics approach." *Kidney international* 92.3 (2017): 634-645.
- Strid, Hans, et al. "Patients with chronic renal failure have abnormal small intestinal motility and a high prevalence of small intestinal bacterial overgrowth." *Digestion* 67.3 (2003): 129-137.
- Hsiao, Elaine Y., et al. "Microbiota modulate behavioral and physiological abnormalities associated with neurodevelopmental disorders." *Cell* 155.7 (2013): 1451-1463.
- Pendyala, Swaroop, Jeanne M. Walker, and Peter R. Holt. "A high-fat diet is associated with endotoxemia that originates from the gut." *Gastroenterology* 142.5 (2012): 1100-1101.
- Nishijima, Suguru, et al. "The gut microbiome of healthy Japanese and its microbial and functional uniqueness." *DNA Research* 23.2 (2016): 125-133.
- Naito, Yuji, et al. "Gut microbiota differences in elderly subjects between rural city Kyotango and urban city Kyoto: an age-gender-matched study." *Journal of clinical biochemistry and nutrition* (2019): 19-26.
- Verdam, Froukje J., et al. "Human intestinal microbiota composition is associated with local and systemic inflammation in obesity." *Obesity* 21.12 (2013): E607-615.
- Takagi, Tomohisa, et al. "Differences in gut microbiota associated with age, sex, and stool consistency in healthy Japanese subjects." *Journal of gastroenterology* 54.1 (2019): 53-63.
- Halmos, Emma P., et al. "A diet low in FODMAPs reduces symptoms of irritable bowel syndrome." *Gastroenterology* 146.1 (2014): 67-75.
- Tana, C., et al. "Altered profiles of intestinal microbiota and organic acids may be the origin of symptoms in irritable bowel syndrome." *Neurogastroenterology & Motility* 22.5 (2010): 512-519.
- Farmer, Adam D., et al. "Caecal pH is a biomarker of excessive colonic fermentation." *World Journal of Gastroenterology* 20.17 (2014): 5000-5007.
- Lin, Henry C. "Small intestinal bacterial overgrowth: a framework for understanding irritable bowel syndrome." *Jama* 292.7 (2004): 852-858.

- Rezaie, Ali, et al. "Hydrogen and methane-based breath testing in gastrointestinal disorders: the North American Consensus." *The American journal of gastroenterology* 112.5 (2017): 775-784.
- Avelar Rodriguez, David, et al. "Small intestinal bacterial overgrowth in children: a state-of-the-art review." *Frontiers in pediatrics* 7 (2019): 363.
- Sachdev, Amit H., and Mark Pimentel. "Gastrointestinal bacterial overgrowth: pathogenesis and clinical significance." *Therapeutic advances in chronic disease* 4.5 (2013): 223-231.
- Mathur, Ruchi, et al. "Metabolic effects of eradicating breath methane using antibiotics in prediabetic subjects with obesity." *Obesity* 24.3 (2016): 576-582.
- Basseri, Robert J., et al. "Intestinal methane production in obese individuals is associated with a higher body mass index." *Gastroenterology & hepatology* 8.1 (2012): 22-28.
- Dogan, Serkan, Mehmet Celikbilek, and Kadri Guven. "High fructose consumption can induce endotoxemia." *Gastroenterology* 143.3 (2012): e29.
- Chen, Peng, et al. "Supplementation of saturated long-chain fatty acids maintains intestinal eubiosis and reduces ethanol-induced liver injury in mice." *Gastroenterology* 148.1 (2015): 203-214.
- Yan, Arthur W., et al. "Enteric dysbiosis associated with a mouse model of alcoholic liver disease." *Hepatology* 53.1 (2011): 96-105.
- Arimatsu, Kei, et al. "Oral pathobiont induces systemic inflammation and metabolic changes associated with alteration of gut microbiota." *Scientific reports* 4 (2014): 4828.
- Sato, Keisuke, et al. "Aggravation of collagen-induced arthritis by orally administered Porphyromonas gingivalis through modulation of the gut microbiota and gut immune system." *Scientific reports* 7.1 (2017): 1-13.
- Chen, Binrui, et al. "Prevalence and predictors of small intestinal bacterial overgrowth in irritable bowel syndrome: a systematic review and meta-analysis." *Journal of gastroenterology* 53.7 (2018): 807-818.
- Pimentel, Mark, et al. "A 14-day elemental diet is highly effective in normalizing the lactulose breath test." *Digestive diseases and sciences* 49.1 (2004): 73-77.
- Pimentel, Mark, et al. "Rifaximin therapy for patients with irritable bowel syndrome without constipation." *New England journal of medicine* 364.1 (2011): 22-32.
- Gatta, L., et al. "Systematic review with meta-analysis: rifaximin is effective and safe for the treatment of small intestine bacterial

overgrowth." *Alimentary pharmacology & therapeutics* 45.5 (2017): 604-616.

- Pimentel, Mark, Evelyn J. Chow, and Henry C. Lin. "Normalization of lactulose breath testing correlates with symptom improvement in irritable bowel syndrome. a double-blind, randomized, placebo-controlled study." *The American journal of gastroenterology* 98.2 (2003): 412-419.
- Pimentel, Mark, Evelyn J. Chow, and Henry C. Lin. "Eradication of small intestinal bacterial overgrowth reduces symptoms of irritable bowel syndrome." *The American journal of gastroenterology* 95.12 (2000): 3503-3506.
- Pimentel, Mark A. *A new IBS solution: bacteria, the missing link in treating irritable bowel syndrome.* Health Point Press, 2006.
- Urita, Yoshihisa, et al. "High incidence of fermentation in the digestive tract in patients with reflux oesophagitis." *European journal of gastroenterology & hepatology* 18.5 (2006): 531-535.
- Foster, Jane A. "Gut feelings: bacteria and the brain." *Cerebrum: the Dana forum on brain science.* Vol. 2013. Dana Foundation, 2013.
- Ghoshal, Uday C., and Deepakshi Srivastava. "Irritable bowel syndrome and small intestinal bacterial overgrowth: meaningful association or unnecessary hype." *World Journal of Gastroenterology* 20.10 (2014): 2482-2491.
- Varjú, Péter, et al. "Low fermentable oligosaccharides, disaccharides, monosaccharides and polyols (FODMAP) diet improves symptoms in adults suffering from irritable bowel syndrome (IBS) compared to standard IBS diet: A meta-analysis of clinical studies." *PLoS One* 12.8 (2017).
- O'Keeffe, M., et al. "Long-term impact of the low-FODMAP diet on gastrointestinal symptoms, dietary intake, patient acceptability, and healthcare utilization in irritable bowel syndrome." *Neurogastroenterology & Motility* (2017).
- Vincenzi, Massimo, et al. "Effects of a low FODMAP diet and specific carbohydrate diet on symptoms and nutritional adequacy of patients with irritable bowel syndrome: Preliminary results of a single-blinded randomized trial." *Journal of Translational Internal Medicine* 5.2 (2017): 120-126.
- Khan, Muhammad Ali, et al. "Low-FODMAP diet for irritable bowel syndrome: is it ready for prime time?." *Digestive diseases and sciences* 60.5 (2015): 1169-1177.
- Mazzawi, Tarek, et al. "Dietary guidance normalizes large intestinal endocrine cell densities in patients with irritable bowel syndrome."

European journal of clinical nutrition 70.2 (2016): 175-181.
- El-Salhy, Magdy, et al. "Low densities of serotonin and peptide YY cells in the colon of patients with irritable bowel syndrome." *Digestive diseases and sciences* 57.4 (2012): 873-878.
- Gibson, Peter R. "Use of the low-FODMAP diet in inflammatory bowel disease." *Journal of gastroenterology and hepatology* 32.S1 (2017): 40-42.
- Pedersen, Natalia, et al. "Low-FODMAP diet reduces irritable bowel symptoms in patients with inflammatory bowel disease." *World journal of gastroenterology* 23.18 (2017): 3356-3366.
- Ford, Alexander C., et al. "Small intestinal bacterial overgrowth in irritable bowel syndrome: systematic review and meta-analysis." *Clinical Gastroenterology and Hepatology* 7.12 (2009): 1279-1286.
- Odenwald, Matthew A., and Jerrold R. Turner. "Intestinal permeability defects: is it time to treat?." *Clinical Gastroenterology and Hepatology* 11.9 (2013): 1075-1083.
- Imajo, Kento, et al. "Hyperresponsivity to low-dose endotoxin during progression to nonalcoholic steatohepatitis is regulated by leptin-mediated signaling." *Cell metabolism* 16.1 (2012): 44-54.
- Moraru, I. G., et al. "Small intestinal bacterial overgrowth is associated to symptoms in irritable bowel syndrome. Evidence from a multicentre study in Romania." *Rom J Intern Med* 52.3 (2014): 143-50.
- De Filippis, Francesca, et al. "High-level adherence to a Mediterranean diet beneficially impacts the gut microbiota and associated metabolome." *Gut* 65.11 (2016): 1812-1821.
- Hartstra, Annick V., et al. "Insights into the role of the microbiome in obesity and type 2 diabetes." *Diabetes care* 38.1 (2015): 159-165.
- Cani, P. D., and W. M. de Vos. "Next-generation beneficial microbes: the case of Akkermansia muciniphila." *Front Microbiol* 8 (2017): 1765.
- JanssenDuijghuijsen, Lonneke M., et al. "Endurance exercise increases intestinal uptake of the peanut allergen Ara h 6 after peanut consumption in humans." *Nutrients* 9.1 (2017): 84.
- Yazici, Cemal, et al. "Race-dependent association of sulfidogenic bacteria with colorectal cancer." *Gut* 66.11 (2017): 1983-1994.
- Kostic, Aleksandar D., et al. "Fusobacterium nucleatum potentiates intestinal tumorigenesis and modulates the tumor-immune microenvironment." *Cell host & microbe* 14.2 (2013): 207-215.
- Sung, Hea Jung, et al. "Small intestinal bacterial overgrowth diagnosed by glucose hydrogen breath test in post-cholecystectomy patients." *Journal of neurogastroenterology and motility* 21.4 (2015):

545-551.
- Tarnopolsky, Mark A., et al. "Bacterial overgrowth syndrome in myotonic muscular dystrophy is potentially treatable." *Muscle & nerve* 42.6 (2010): 853-855.
- Bauer, Tilman M., et al. "Small intestinal bacterial overgrowth in patients with cirrhosis: prevalence and relation with spontaneous bacterial peritonitis." *The American journal of gastroenterology* 96.10 (2001): 2962-2967.
- Ojetti, Veronica., et al. "Small bowel bacterial overgrowth and type 1 diabetes." *Eur Rev Med Pharmacol Sci* 13.6 (2009): 419-423.
- Cesario, Valentina, et al. "Methane intestinal production and poor metabolic control in type I diabetes complicated by autonomic neuropathy." *Minerva endocrinologica* 39.3 (2014): 201-207.
- Henriksson, A. E., et al. "Small intestinal bacterial overgrowth in patients with rheumatoid arthritis." *Annals of the rheumatic diseases* 52.7 (1993): 503-510.
- Roland, Bani Chander, et al. "Low ileocecal valve pressure is significantly associated with small intestinal bacterial overgrowth (SIBO)." *Digestive diseases and sciences* 59.6 (2014): 1269-1277.
- Gasbarrini, et al. "Clinical predictors of small intestinal bacterial overgrowth by duodenal aspirate culture." *Alimentary pharmacology & therapeutics* 33.12 (2011): 1378-1379.
- Costa, Michelle Bafutto Gomes, et al. "Evaluation of small intestine bacterial overgrowth in patients with functional dyspepsia through H2 breath test." *Arquivos de gastroenterologia* 49.4 (2012): 279-283.
- Chedid, Victor, et al. "Herbal therapy is equivalent to rifaximin for the treatment of small intestinal bacterial overgrowth." *Global advances in health and medicine* 3.3 (2014): 16-24.
- Giamarellos-Bourboulis, Evangelos J., et al. "Small intestinal bacterial overgrowth is associated with irritable bowel syndrome and is independent of proton pump inhibitor usage." *BMC gastroenterology* 16.1 (2016): 67.
- Ratuapli, Shiva K., et al. "Proton pump inhibitor therapy use does not predispose to small intestinal bacterial overgrowth." *The American journal of gastroenterology* 107.5 (2012): 730-735.
- Jacobs, C., et al. "Dysmotility and proton pump inhibitor use are independent risk factors for small intestinal bacterial and/or fungal overgrowth." *Alimentary pharmacology & therapeutics* 37.11 (2013): 1103-1111.
- Kato, Takayuki, et al. "Lubiprostone improves intestinal permeability in humans, a novel therapy for the leaky gut: A prospective randomized pilot study in healthy volunteers." *PloS one* 12.4 (2017):

e0175626.
・Costa, R. J. S., et al. "Systematic review: exercise-induced gastrointestinal syndrome—implications for health and intestinal disease." *Alimentary pharmacology & therapeutics* 46.3 (2017): 246-265.
・Lis, Dana M. "Exit Gluten-Free and Enter Low FODMAPs: a novel dietary strategy to reduce gastrointestinal symptoms in athletes." *Sports Medicine* 49.1 (2019): 87-97.
・Brown, Christopher T., et al. "Gut microbiome metagenomics analysis suggests a functional model for the development of autoimmunity for type 1 diabetes." *PloS one* 6.10 (2011): e0025792.
・Cook, Laura, et al. "Suppressive and Gut-Reparative Functions of Human Type 1 T Regulatory Cells." *Gastroenterology* 157.6 (2019): 1584-1598.
・Peters, Brandilyn A., et al. "A taxonomic signature of obesity in a large study of American adults." *Scientific reports* 8.1 (2018): 9749.
・光岡知足:腸内菌の世界、叢文社、1980.
・山下智也,平田健一:腸内細菌と動脈硬化. 成人病と生活習慣病 2015; 45:1523-1529.
・渡邉邦友:臨床微生物学のための新しい細菌分類体系. 日本臨床微生物学雑誌2014; 24:99-113.

著者略歴

江田　証《えだあかし》

一九七一年、栃木県生まれ。
江田クリニック院長。
医学博士。自治医科大学大学院医学研究科修了。
日本消化器病学会奨励賞受賞。日本消化器病学会専門医。
日本消化器内視鏡学会専門医。
米国消化器病学会（AGA）インターナショナルメンバーを務める。
毎日、国内外から最新の治療法を求めて来院する、
お腹の不調をかかえた患者を胃内視鏡・大腸内視鏡で診察し、
改善させることを生きがいにしている。
著書に『医者が患者に教えない病気の真実』『病気が長引く人、回復がはやい人』
『おなかの弱い人の胃腸トラブル』（すべて幻冬舎）などがある。

幻冬舎新書 588

腸内細菌の逆襲
お腹のガスが健康寿命を決める

二〇二〇年五月三十日　第一刷発行
二〇二三年二月十五日　第五刷発行

著者　江田 証
発行人　志儀保博
編集人　小木田順子
編集者　小林駿介＋鈴木恵美
発行所　株式会社 幻冬舎
〒一五一―〇〇五一　東京都渋谷区千駄ヶ谷四―九―七
電話　〇三―五四一一―六二一一（編集）
〇三―五四一一―六二二二（営業）
公式HP　https://www.gentosha.co.jp/
ブックデザイン　鈴木成一デザイン室
印刷・製本所　株式会社 光邦

検印廃止
万一、落丁乱丁のある場合は送料小社負担でお取替致します。小社宛にお送り下さい。本書の一部あるいは全部を無断で複写複製することは、法律で認められた場合を除き、著作権の侵害となります。定価はカバーに表示してあります。
©AKASHI EDA, GENTOSHA 2020
Printed in Japan　ISBN978-4-344-98590-2 C0295
え-4-1

＊この本に関するご意見・ご感想は、左記アンケートフォームからお寄せください。
https://www.gentosha.co.jp/e/

幻冬舎新書

奥田昌子

胃腸を最速で強くする

体内の管から考える日本人の健康

「胃痛の原因はストレス」「ヨーグルトで便秘が治る」は間違い！　消化管の病気を抱える日本人は1010万人超。強い消化管をつくるのに欠かせない食事や生活習慣、ストレス対処法を解説。

辨野義己

大《だい》便《べん》通《つう》

知っているようで知らない大腸・便・腸内細菌

ふだん目を背けて生活しているが、日本人は一生に約8・8トンの大便をする。大腸と腸内細菌の最前線を読み解き「大便通」になることで「大便通」が訪れる、すぐに始められる健康の科学。

辨野義己

大便革命

腐敗から発酵へ

大腸は小さな努力で病気の発生源から健康長寿の源へとすぐに変えられる。腸内にあるものは腐敗ではなく発酵させせよ！　では、よき発酵のために毎日、何を食べるべきか。食の知恵と大便観察の方法を伝授。

松生恒夫

寿命の9割は腸で決まる

腸の健康は寿命に大きく関わっている。「糖質制限は腸にとって致命的」「ヨーグルトは万能ではない」「大腸の動きを良くするにはウォーキング」など4万人の大腸を診てきた専門医が徹底解説。